療癒心靈
的芳香療法

AROMATHERAPY
for Healing the Spirit

IFPA 創辦人 Gabriel Mojay
解讀你情緒的根源，用精油清除內心的負能量

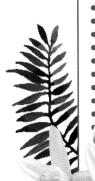

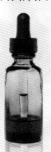

蓋布利爾·莫傑 ── 著　芳療師鄭百雅 ── 譯

獻給切斯特（Chester）與凱茲（Caz）

致本書讀者：

本書提及的精油心理療癒作用，是來自傳統知識與前人經驗。內容提及的精油用法，屬於替代療法的保健觀點——可以用在個人或家人身上，也可以作為收費的客戶服務；可以用來自我照護，也可以給出專業的芳療服務。不過，我們並不建議以書中提及的概念、建議和技巧，取代專業醫療診斷。讀者必須自行對本書提供的資訊和概念進行判斷，並承擔相應的風險。

注意

請勿自行口服精油。唯有在專業醫師，或受過醫療訓練的合格芳療師指示之下，才可以口服。精油必須先以基底油、乳霜或凝膠稀釋過後，才可塗擦於肌膚。

回函抽獎
詳細資訊請參考第196頁。

Therapeutic Foundations

第一部：療癒基礎　　PAGE 11

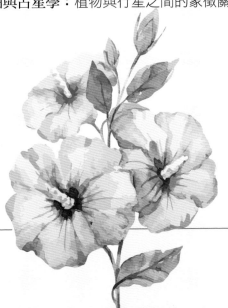

第二部：植物個論　PAGE 51

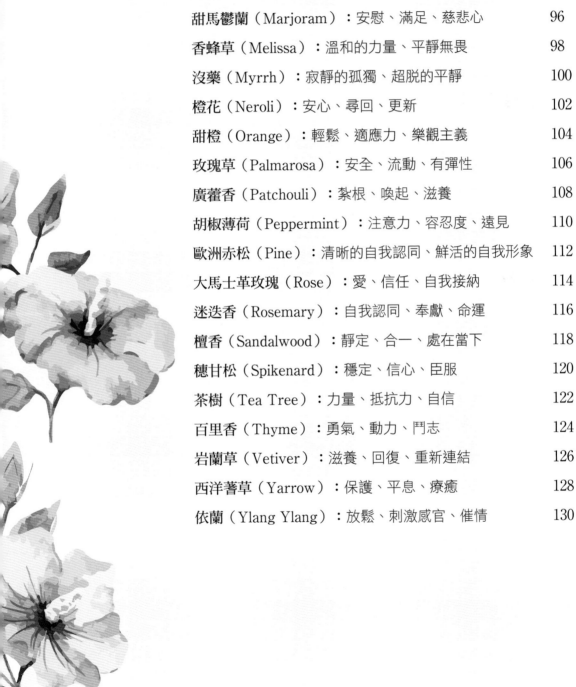

第三部：回歸平衡 PAGE133

推薦序 1：羅伯·滴莎蘭德

Foreword

一九七〇年代早期，當西方醫師第一次發現用針灸就能達到麻醉效果，每個人都陷入無比的困惑。去過中國的人們，曾親眼見證當地人在施作堪稱最大的外科手術——心臟手術——時，僅僅以針灸作為唯一的疼痛控制手段。人們既為之著迷，又困惑不已，於是急著想從科學理性的角度，為這不可思議的行為找到解釋。

然而當人們發現，針灸的理論依據是複雜精妙的古人智慧，又更加驚訝難當。傳統中醫理論就像埃及的金字塔一樣，是一個宏偉的建築——只不過這建築的基石不是磚塊，而是大量勤勉的觀察、實作和技巧練習。那是成千上萬的實作者，經過千年的練習累積而來的智慧。

要想讓這複雜的概念體系被人理解、為人所用，還進一步融入芳香療法的作法，這可不是一件容易的差事。但是，蓋布利爾·莫傑（Gabriel Mojay）卻以清晰的洞見和充分的自信做到了。本書見地豐富紮實，實際的建議用法更是具體精準，很容易參照操作。隨著讀者閱讀本書的每一頁，將越加了解整體療法細密的知識網絡，並深深陷入其中。

本書主要聚焦於芳香療法的心理和能量層面，不過基於整體療法的基礎，心智和身體面向也不可能抽離不顧。讀者將透過本書，瞭解到如何透過全人觀點，挑選最切合所需的精油；對專業芳療師來說，這個古老卻新奇的精油使用方法，將帶來更多的領悟與靈感。本書是第一本從能量角度談論精油的優秀之作，對於這玄妙而眾說紛紜的領域，能帶來權威且實際豐富的參考價值。

莫傑融合了古老中醫智慧的芳療施作方法，顯然為現有的芳療知識添加了全新的面向。或許，對古老中醫體系來說，也是一份小小的貢獻。上千年來，中國醫學以用針和草藥為兩門大宗，直到現在，這仍是人們大量採用的治療方式。或許精油可以成為第三種中醫使用的工具。

羅伯·滴莎蘭德
(Robert Tisserand)

推薦序 2：蔡嘉瑩

Foreword

在我從業第七年時，遇見了芳療師職業生涯中的第一個瓶頸：配方和應用思路受限，部分個案使用精油後回饋收效甚微。為了提升個案診療的效果，我冥思苦想如何才能找到突破口，這是對自己的專業負責，更是對客人的健康負責。好在這一切，自我研讀香港大學的中醫課程之後便逐漸得到解決。

中醫之妙，妙在辨證論治，妙在相容並蓄，更妙在它在歷史演進和生活實踐中形成的獨特生命觀、健康觀、疾病觀、防治觀。中醫的寬宏博大，引導著我開創了個案診療的新篇章。隨著學習精進，我的診療思維、配方等均開始轉向以中醫學為基礎，把芳香療法和中醫學融會貫通。通過一次次地實踐更讓我確信，芳香療法遇上中醫簡直如虎添翼。

中醫藥發祥於中華大地，在發源地蓬勃發展的同時，還被傳播到世界各地，其中有一小部分和我一樣的人，受益於中醫，也樂於發揚中醫。英國的芳療大師蓋布利爾·莫傑（Gabriel Mojay）在這方面可以稱得上是登峰造極的先行者，早在1988年，他就完成了為期四年的中醫和針灸培訓，並且長期向他的學生們傳授精油與東方醫學的知識。不僅如此，莫傑對植物、精油以及人體還有非常深入的觀察和體會，正是因為這樣，他才能發現精油的另一個秘密——心靈療癒。

這次，大樹林出版社把這本西方經典芳香療法著作全文重譯《Aromatherapy for Healing the Spirit》，以全新封面和譯本在24週年改版上市，格外有意義。本書從中醫五行的角度解讀精油對於心靈的作用，深入剖析精油的心靈療癒特質，讓讀者從更具感性和靈性的層面認識精油。他這一創新，為芳香療法提供了更廣闊，更高層次的治療思路，也為整全治療（整體治療；Holistic Healing）方式提供了新的理論基礎。所以，我認為把這本書稱為「中醫芳療的心靈療癒指南」再合適不過了。

我相信本書將會為自然療法工作者、身心靈療癒者、芳療入門者帶來更多調配精油的靈感，也能幫助那些受困於情緒和心理問題的人們找到療癒創傷的好方法。讓我們伴隨精油的芳香，一起開啟療癒心靈的芳香之旅吧！

蔡嘉瑩（香港梓燁國際芳療學院校長）

推薦序 3：林岱瑩

隨著時代與環境的變遷，追求身、心、靈的健康演然成為大眾共同的目標。當我非常好奇以全人整體健康為宗旨的芳香療法，以及講求精、氣、神三者合一的中國傳統醫學有否共振之處時，原來，多年前已經有一位國際知名芳療專家－蓋布利爾‧莫傑獨具慧眼，將芳療與中醫融合的如此精闢；儘管本書暢銷將近二十五個年頭（1996－2020），如今《療癒心靈的芳香療法》透過具有芳療背景的譯者重新詮釋再版，勘稱歷久彌新的經典巨作。

莫傑這本書從定義芳香療法的概念來結合陰陽論和五行學說、植物與占星學的關係，精油個論則生動地描述植物結構、生長習性、文化與歷史…等，其中更是一針見血地點出療癒「特徵」。例如：古埃及人將乳香作為眼妝用品、燻蒸藥材、儀式焚香以及在聖經多次提及是獻給新生耶穌的禮物。乳香當用於活血行氣，在生理上常以神經、呼吸和肌肉關節系統為主要的應用範圍，但是它最適合處理神經緊繃與耗弱的情況（心理情緒的調理以不超過精油濃度1.5%為原則），鎮定副交感神經系統並且順暢氣能的流動，在深度放鬆之後達到精神上的解放，正巧呼應《正念芳療》一書作者支持乳香是幫助靜心以探尋內在寂靜的最佳用油。最後，莫傑帶領你掌握調配精油的藝術來恢復身心平衡，從中醫角度與搭配穴位按摩的觀點，非常值得讀者再次探索其中奧妙。

自古以來，人們就懂得如何運用芳香植物維繫精神活力，或是與宗教和日常生活密不可分，中醫除了強調「春生、夏長、秋收、冬藏」順應大自然的規律作習，也開始回歸「情志為養生之首」邁向終極健康的新興觀念。揉合芳療與中醫的知識不斷進步，會踏上這段旅程的你我也絕非偶然，也許經驗過新鮮、好奇、開心、失望或是「重新拼湊」的自己，但只要持續提升內心素質，親近土地及植物帶給人類生物之所需，你將體驗生命自有發展的渠道。

林岱瑩（**HiAroma**愛芳療社群網站創辦人）

作者序：心靈之藥

Introduction

人們常說，所有的疾病，都有來自靈魂深處的根源。確實，這不僅是古代傳統醫者的信念，就連柏拉圖也對此堅信不移。

來自這些古代傳統社會的人們，通常也認為精神和物質是密不可分的。這樣「原始」的世界觀，普遍相信萬物之內皆有靈——萬物不僅於內在有靈性的本質，這內在的靈，與承載著它的具體物質也有密不可分的關係。這樣的觀點，和主張身心分離的二元假說恰恰相反。身體和生理功能是內在性靈的表達管道，是有意識地接受著某些原則的帶領。

中醫智慧的主要立論在於——雖然身體之內有血液和體液等「維繫生命所需的物質」，能為人帶來活力與精力，然而，精力（一種能量，中醫稱之為「氣」）本身就像心智和意識一樣，也是另一種形式的「物質」。

這樣的概念，運用在芳香療法和精油的使用上，也具有重要的價值。畢竟，在追求心靈療癒時，有什麼比攜帶著大自然精華的物質更能帶來巨大的影響力呢？精油本身，也是「維繫生命所需的物質」——是植物和太陽聚合淬煉而來的天然煉金之藥。

因此，本書的目的便是要提供必備的「工具」，幫助人們將精油視為能量和意識的使者，進而以這樣的方式進行使用。當我們透過植物學、傳統智慧和能量等面向去認識每一支精油，就能汲取其中關於心理和性靈的「共振」精華，並根據那獨特的療癒力量加以使用。

除此之外，中醫重視個人的獨特性，因此我們也更能用因人而異的方式，去根據每個人的不同需要，選擇最切合所需的精油。

本書又分為三個部份：在第一部，我將從心理和基本芳療知識的角度，介紹使用精油所需的療癒基礎；第二部將幫助讀者對本書討論的每一支精油有完整認識，並進而根據第三部的建議方式加以使用，幫助身心重回平衡。我們將在這階段，回應芳香藥草之靈的呼喚。

「若要真正觸及每一個人，就該依照個人獨特的情況提供解方。我們每一個人身上，都攜帶著獨特的訊息。唯有量身訂做的解方，才足以滿足個人所需。因此，我們必須從性質各異的眾多物質中，找出最能對應個案當下情境的選擇，也就是能彌補其弱項、更進一步發揮原有機能的選擇。」
——摩利夫人（Marguerite Maury）《摩利夫人的芳香療法》（ *The Secret of Life and Youth* ）

第一部
療 癒 基 礎

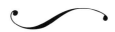

Therapeutic Foundations

池塘一景提醒我們，樹木需要水分的滋養——
「水生木」。

　　自人類歷史開篇以來，就有使用芳香植物的記載。根據史料，大約四千年前，古蘇美人就懂得使用絲柏和乳香等芬芳的藥草；1870年代，埃及古物學家喬治·埃伯斯（George Ebers）發現了一卷長達21公尺的紙草文稿，上面記載了古埃及人使用的植物配方，項目多達850種，時間可追溯自西元前1500年。

　　古埃及人——或希臘人——是科學蒸餾的高手？這樣的說法仍有待商榷。不過我們能確定的是，當時的人們確實會以某種原始的蒸餾方式，去捕捉芳香植物的氣味。人們會把蒸餾與其他萃取方式獲得的產物，進一步製作成香水與油。

　　這樣的做法逐漸沿襲成傳統，類似情況出現在不只一個文明，而是許多人類文明當中。人類對芳香植物的使用，也進而與科學、醫藥體系攜手，以實證知識和有根據的直覺為基礎共同發展。

　　古希臘時期的醫師，如希波克拉底（Hippocrates）和蓋倫（Galen）等人，用火、水、土、風等四元素，來詮釋人體運作機制；而中國傳統醫者則認為，有五個元素在共同運作。這兩種說法，都是以大自然的豐富與多樣性為語言——不把自己的觀察視為固定不變的現象，而是如同現代物理學家一樣，透過這樣的概念，去揭開物質表象之下，潛藏的動態力量。

　　當我們結合傳統智慧來使用芳香療法，就相當於讓自己擁有一個既即時又深遠、既實際又直覺的寶庫。而透過中西思維的合璧，我們對於人類精神與植物精華的認識，也都將更加擴展。

精油與芳香療法：簡述概論

an overview

我們可以這樣定義芳香療法：透過有限度地使用精油，來維持並增進身、心、靈的整體健康。精油是具有揮發性（容易飄散）的物質，存在於世界各地多種天然植物當中。每一種植物精華，都是從單一植物中萃取而來。萃取的方式有許多，其中最常見也最廣泛採用的方式，就是蒸氣蒸餾法。精油有濃郁的香氣，是傳統上製作香水與香氛產品最主要的材料。精油的香氣也決定了它攜帶的天然療癒特質。

植物會在不同的部位，透過幾種不同的分泌構造，來生成並儲存精油。例如，尤加利和茶樹（**桃金孃科**）的精油，是儲存在葉子**內部**的油囊中；而胡椒薄荷與快樂鼠尾草（**脣形科**）的精油，則是存在於葉子**表面**的腺體上。玫瑰精油（**薔薇科**）是從花瓣來萃取，而丁香精油（**桃金孃科**）則取自乾燥的花苞。又如甜馬鬱蘭（**脣形科**）精油，是萃取自開花的植株頂端——包含花瓣、萼片、上部莖桿和葉片——而西洋蓍草（**菊科**）精油則取自全株植物。杜松（**柏科**）的漿果和嫩枝都有精油分布，而苦橙（**芸香科**）則分別在花朵、葉片和果皮上都能萃取出精油。甜茴香、藏茴香與芫荽等繖型科植物的精油，存在於種子之中，而橄欖科的乳香和沒藥等植物的精油，則存在於樹木分泌的樹脂之中。

另外，某些精油是取自切碎的木塊，例如雪松（**松科**）和檀香（**檀香科**）；而松樹與雲杉（皆為**松科**）的精油，則主要萃取自針葉（或**葉片**）。岩蘭草（**禾本科**）是根部類精油的代表，而薑（**薑科**）精油則取自芬芳的根莖。目前，人們還未能完全理解為什麼植物要製造精油，但至今明確知道的是，這些存在植物內部的精華物質，在生態上具有重要的功能。舉例來說，已有資料證明，某些植物精質能吸引授粉昆蟲，而某些則有驅蟲的作用。一如精油具有療癒等級的強大抗微生物功能，存在於植物當中的天然精

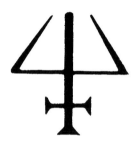

精油

這是中世紀煉金術中，代表精油的符號。植物的健康狀態，將決定精油香氣的品質優劣。只要經過適當的蒸餾和處理，從野生植物或有機種植植物中萃取的精油，幾乎都能以香氣傳遞活力與中醫所說的氣（生命力）。

質，也能發揮預防真菌與細菌侵襲的效果。

　　芳香植物的揮發性成分可以透過多種方式被萃取出來，進一步作為商業使用的材料。不過，除非是透過蒸氣蒸餾法或冷壓法取得的揮發性產物，否則不能以精油稱之。進行蒸氣蒸餾法，首先要將選定的植材（或稱**原料**〔charge〕）放入特製的蒸餾器中，接著在一定程度的壓力之下，蒸氣飄散至蒸餾器中。當蒸氣通過植材，高溫會破壞儲藏精油的油囊與腔室構造，進而使植物精質被釋放，陸續飄散至蒸氣中。攜帶著精油的蒸氣隨後會離開蒸餾器，進入螺旋狀的管道，管道四周為冷水。透過這個冷凝的過程，蒸氣會凝結成液態的水和精油，接著就流入收集桶中。精油不溶於水，因此會漂浮在水面上，很容易就能單獨收集起來。水中依然存有少量的芳香分子，於是就成了帶有香氣的花水，也就是**純露**（hydrolat）。這些純

蒸餾程序示意圖

在此，我們能看到傳統蒸餾方法：蒸氣穿過植材，帶著植物中的揮發性成分從蒸餾器上方離開。蒸氣與揮發的精質接著會凝結成芬芳的花水（也就是純露）以及精油。由於油會漂浮在水的表面，因此，很容易就能單獨排出，流入手持的收集器中。

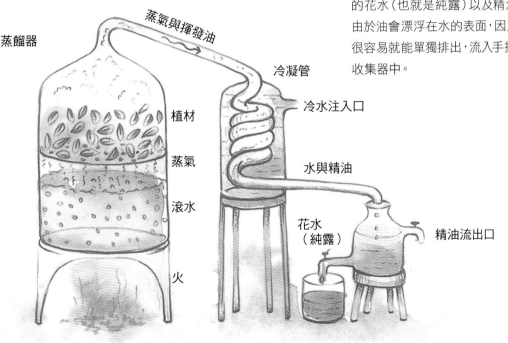

蒸氣與揮發油

蒸餾器

冷凝管

冷水注入口

植材

蒸氣

水與精油

滾水

花水
（純露）

精油流出口

火

露通常會繼續用來進行下一次的蒸餾，經過一次次的蒸餾，純露中攜帶的芳香分子也會更多。玫瑰、洋甘菊等純露具有重要的護膚保養與香氛用途，從十三世紀蒸餾法發明以來，就一直廣為人們所用。

　　而包括己烷在內的某些化學溶劑，也可以幫助我們從植物材料中，萃取出芬芳的原料。不過，透過溶劑取得的產物帶有其他的植物成分，因此並不算是純精油，而是稱為**原精**（absolute）。原精不適合作為療癒用途使用，因為其中無可避免會殘留少量的有毒物質。溶劑萃取法，或說是**溶劑提取法**（separation），通常會用在精油萃取率很低的植材上，例如橙花或玫瑰。一般來說，香水工業更偏好使用溶劑萃取，因為相較於蒸餾法，溶劑萃取法的經濟效益比較高。

　　柑橘類水果的芳香精質位於表皮，在萃取時會使用的方式是冷壓榨法。首先，透過機器破壞果皮表面，然後以壓榨的方式將芳香精質擠出。例如甜橙、佛手柑、橘（桔）、葡萄柚、檸檬和萊姆等精油，只要是壓榨取得的，都是透過這樣的程序進行。

　　脂吸法（enfleurage）雖然是一種傳統的萃取手法，目前仍偶爾會被用來捕捉格外細緻的花朵香氣，例如茉莉。將新鮮花朵擺放在薄薄一層無特殊氣味的動物脂肪上，就成了**脂吸盤**（chassis）。脂肪會漸漸吸附花朵中的芳香分子，再經過酒精處理，就會得到**脂吸原精**（absolute ex pomade）。脂吸法成本高昂，現在已很少使用。

　　透過蒸餾法和冷壓榨法萃取的精油，成分種類非常多元，但結構組成卻相對簡單──都是以碳、氫和氧構成的。光是這些原子，就能組合出至少三千種不同的芳香分子。根據基本分子結構，又能將這些芳香分子區分為幾種特定的化學類屬。

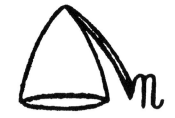

萃取率

這是中世紀煉金術中，代表蒸餾的符號。「萃取率」是指能從植材中取得的精油比例。例如藏茴香精油的萃取率可能介在4％到7％之間，而玫瑰花瓣的萃取率則只有0.1％至0.4％這麼低。事實上，光是25克的玫瑰精質，可能就要用到6萬朵玫瑰才夠！

大部分的精油都含有來自幾種不同化學類屬的芳香分子，不過常見的情況是，其中會有一種或兩種化學類屬位居主導地位。例如，藍膠尤加利的主要成分就是桉油醇，這是一種屬於氧化物的化合物。雖然桉油醇在藍膠尤加利精油中的比例可能高達85%，但除此之外仍有其他類別成分存在，例如萜烯類、醇類、酮類和醛類。

每一種植物獨特的化學組成與成分之間的加乘綜效，決定了植物的療癒效果與香氣。這些都不是在實驗室裡，用化學方式就能擬仿出來的。植物中數之不盡的微量成分共同構成了精油的香氣，這些成分不可能被一一複製出來。即使透過化學方式擬仿，也不可能帶有純精油鮮活的生命力。

從香水的角度來看，精油或一般香氛的香氣，都可以分成三種基本組成：「前調」、「中調」與「後調」。**前調**（top notes）是輕盈、清新的香氣，也是鼻子會最先察覺的氣味。揮發速度較快的精油，例如葡萄柚或胡椒薄荷，含有較多屬於前調的香氣分子。**中調**（middle notes）是構成香氣的主體，通常也是佔最多數的香氣分子，也因此，幾乎所有精油中都有中調香氣的存在。**後調**（base notes）氣味濃重、馥郁，是香氣中最晚浮現出來的氣味。由於揮發速度慢、持久度高，因此安息香與廣藿香等以後調為主的氣味，便具有定香劑的作用。精油能透過嗅覺神經影響大腦，尤其是其中稱為邊緣系統的區域——這是人體意識系統中，最原始的一個部位。雖然精油是一種溫和的療法，卻能深深潛入心靈，達到放鬆心情、振奮精神的作用。

薰香台

精油「薰香台」現在已是空間擴香常見的工具。使用時，首先在頂部的淺盤倒入一些水，再滴入5到20滴精油，接著在底部點燃一盞蠟燭，讓燭火的溫度加熱淺盤中的水，精油的香氣就會逐漸散發出來。

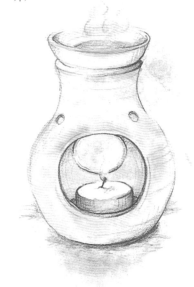

施用方式：如何使用你的精油

How to use essential oils

無論是要用精油來達到療癒效果，或單純只是享受它的香氣，使用的方式都有許多種。下列介紹的精油使用方式，是最安全、也最被廣泛使用的方式：透過按摩讓皮膚吸收精油、製作精油膏、敷包、泡澡，以及吸入法。無論選擇透過哪一種方式來使用精油，都能同時達到生理和心理的效果。

請注意：除非有專業醫師，或受過嚴謹救治訓練的合格治療師（例如專精藥草的治療師）開立處方指示，否則不可擅自口服精油。

透過按摩的方式使用精油，不僅能幫助皮膚吸收精油，也受益於按摩本身帶來的生理效果。按摩能幫助血液和淋巴循環，改善神經傳導力，既舒緩情緒緊繃，也增加能量與活力。療癒的撫觸不僅讓人感到安全與支持，也能令人在情緒上感到幸福滿足。若是經過專業療癒師之手，這樣的按摩療程能令人感覺煥然一新。

在精油按摩的過程中，芳香分子不僅透過嗅聞氣味發揮功效，也透過皮膚吸收達到效果。雖然皮膚並不容易吸收水分，脂溶性的小分子卻能相對輕鬆地穿透皮膚。一旦這些分子穿過皮膚表層，就能進入真皮層，也就是微血管分佈的皮下區域。芳香分子就是從這裡開始進入全身的血液循環。

精油實際使用的「劑量」，是以在基底油中的比例來估算。根據各人情況的不同，精油濃度可能介在0.5%到3%之間。皮膚特別敏感或是正在過敏的人、正在接受藥物治療的人，或是懷孕的女性，使用精油的濃度不應超過0.5%。如要透過精油來調理心理情緒，我會建議使用的濃度不超過1.5%，也就是每10毫升（兩小匙）基底油中，加入3滴精油。

至於兒童，由於兒童的身體面積較小，用到的精油量本來就也會隨著基底油的用量等比減少。不過，我還是建

基底油

無論如何，精油都不應在未經稀釋的情況下，直接塗抹在身上。在用精油按摩之前，務必要先用基底油進行稀釋。市面上有許多基底油可供選擇，專業芳療師通常會推薦使用冷壓萃取的植物油，例如甜杏仁油、葵花籽油與核桃油。

議：針對13歲以下孩童，使用的濃度不超過1％，也就是每10毫升（兩小匙）基底油中，加入2滴精油；而3歲以下兒童，使用的濃度要在降至0.5％，也就是每10毫升（兩小匙）基底油中，加入1滴精油。

　　精油按摩不適合用在患有流感或發燒的人身上，也不適合在剛吃完大餐，或剛喝過酒的人身上進行。身上如有未完全癒合的傷疤、皮膚感染，或嚴重的瘀傷，也不適合接受按摩。此外，也不可在骨折、骨裂傷，以及肌肉、肌腱的受傷部位進行按摩。如遇小腿靜脈曲張，或是出現類風濕性關節炎等發炎症狀，也不適合在患部進行按摩。如有心臟疾病，請先諮詢專業醫師建議。

　　精油按摩對懷孕過程能帶來很大的幫助，只要記得避開腹部。除此之外，也必須注意避開以下精油：甜茴香、牛膝草、胡椒薄荷、迷迭香與西洋蓍草。

　　將精油加入基底乳霜或凝膠中，就是所謂的精油霜或精油膠。在50公克的基底乳霜或凝膠中，調入20滴精油，就能調配出建議的2％濃度。除此之外，在精油霜（膠）中加入10％至20％的藥草浸泡油（例如金盞花浸泡油〔*Calendula officinalis*〕或聖約翰草浸泡油〔*Hypericum perforatum*〕），能進一步提升精油霜（膠）的效用。

　　精油敷包，就像精油霜（膠）一樣，是很適合用在局部區域的用法。**熱敷包**尤其適合用來改善慢性背痛、風濕疼痛和退化性關節炎。製作熱敷包的方式，首先盛一碗熱水，滴入3到5滴精油。接著在水中放入折疊好的一塊棉布、棉花或法蘭絨布，擰乾多餘水分後，就可以敷在患部。重複2到4次。將水換成冷水，就能製成冷敷包。**冷敷包**適合用在各種急性症狀，例如頭痛、扭傷或瘀傷等。

製作精油霜（膠）

精油霜（膠）可以很方便地塗在特定的身體部位。將調配好的精油配方，調入基底乳霜或凝膠，再加上小麥胚芽油，就能製作出精油霜（膠）。也可以另外選擇性地加入藥草浸泡油。

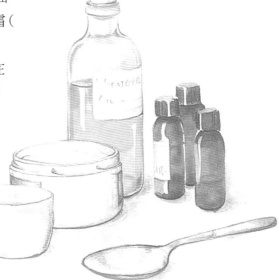

蒸氣吸入法能幫助清理肺部和鼻竇積聚的黏液或感染。將2至3滴精油加入600毫升的滾水中，拿一條大毛巾蓋住頭部，臉湊近碗面，吸入飄散的蒸氣。一次持續1到2分鐘，休息一下再繼續。期間若感到不適，請停下來，不需繼續。

精油最令人享受的使用方法之一，就是用來泡澡了。精油泡澡既可以放鬆神經，也能舒緩肌肉痠痛及疼痛。成人每次可在溫熱的水中滴入4到6滴精油，請注意用力攪散。花十分鐘在泡澡水裡好好放鬆享受。

想讓精油的香氣芬芳整個空間，進一步帶來放鬆與清晰的效果，可以使用的方式也有許多。精油「薰香台」是目前常見的擴香方式，在市面上也很容易找到；薰香台是透過加熱滴入精油的水，來幫助精油飄散。除此之外，也可以在淺盤中加入水與精油，然後放在溫暖的散熱片上。

然而，最能帶來療效的空間擴香方式，是透過「霧化器」（nebulizer）。由於霧化器不需要經過加熱，就能讓精油飄散出去，因此精油中的化學成分不會有所變化，於是能帶來更好的療癒效果。讓精油飄散在空氣當中，能疏通呼吸道、改善呼吸，並為身體帶來保護，抵禦透過空氣傳播的病毒。

霧化器

霧化器能讓精油不需經過加熱，就擴散到空氣之中。電子泵打出細密的氣流，與揮發的精油氣體融合為一，於是能達到「擴香」的效果。

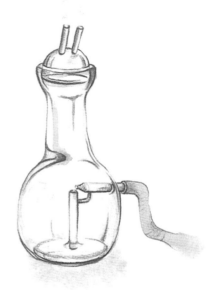

精油施用方式

方法	程序	劑量	優點
精油按摩	請對方躺上按摩床，為身體蓋上毛巾，每次只露出需要按摩的部分。每次按摩不超過90分鐘。	將7到10滴精油調入25毫升按摩油當中進行全身按摩（濃度1.5%至2%，此為成人劑量）。	同時改善身體和心理不適，特別適合處理肌肉痠痛、疼痛、神經緊張與焦慮的問題。
製作精油霜（膠）	需要用到基底乳霜，最好是以冷壓植物油製作的產品。其中除了調入精油之外，也可以加入金盞花或聖約翰草等藥草浸泡油。	在50克乳霜或凝膠中，調入5到20滴精油（濃度0.5%至2%）。	如遇瘀傷、扭傷、關節疼痛或呼吸道不適時，可採高濃度（2%）塗抹於患處（呼吸道問題塗抹胸背）。皮膚敏感或發紅發炎時採用低濃度（0.5%）。
製作冷、熱敷包	將精油滴入冷水或熱水中，再於水中放入一塊布。擰乾多餘水分後敷在患部，持續5分鐘。重複2到4次。	一碗600毫升的水中，滴入3至5滴精油。	涼寒的症狀適合使用熱敷包，例如僵硬、絞痛、天氣轉涼後加劇等情況。而發熱、紅腫的「熱燙」型疼痛，適合使用冷敷包。
蒸氣吸入法	將精油加入滾水中，拿一條大毛巾蓋住頭部，臉湊近嗅聞香氣。持續1到2分鐘，重複2到4次。	一碗600毫升的水中，滴入2至3滴精油。	能有效改善呼吸道不適，包括：支氣管與鼻竇阻塞；咳嗽與支氣管炎；喉嚨痛、一般性感冒及流行性感冒。
泡澡	將精油混合在植物油或浴鹽中再滴入溫熱的泡澡水中，大力攪拌以確保精油已充分分散。給自己足夠的時間，享受美好放鬆的泡澡時光。	4到6滴（成人） 3到5滴（13至16歲） 2到4滴（10至12歲） 1到3滴（7至9歲） 1到2滴（4至6歲） 1滴（3歲以下）	這是最理想的放鬆方式。尤其對神經緊張和肌肉痠痛、肌肉疲勞，能帶來很好的效果。如要改善失眠情況，可在睡前用真正薰衣草、甜橙和洋甘菊精油泡澡。
擴香	把精油滴入加了水的薰香台中，或是一個能安全加熱的淺盤中。或者也可以使用不需要加水的插電式霧化器。	在薰香台或淺盤中，加入5到20滴精油；在霧化器中加入20到200滴精油。	薰香台適合用來改善心情、提振情緒；霧化器則適合用來為空氣消毒，或改善呼吸情況。

精油按摩：全身按摩手法入門

an introductory full-body sequence

滑推腿部後側

攤開掌心，大拇指和其餘手指分開呈V字形。雙手呈V字放在腳後跟，慢慢朝大腿方向滑推。當雙手抵達大腿，便分別從腿部兩側輕輕滑回腳後跟。重複同樣動作，雙手在腿部後側持續滑動，讓手沿著腿部輪廓移動（在膝蓋後方只輕輕施力）。

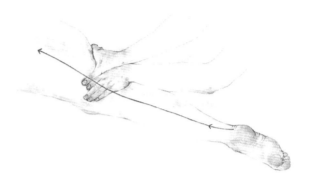

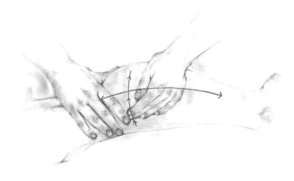

揉壓腿部後側

雙手呈V字橫放大腿上，一手大拇指滑動到另一手的其餘手指處。每當大拇指滑動到其餘手指，將大腿肌肉提起並輕輕擠壓。持續交替使用雙手大拇指和其餘手指，從大腿內側滑動到大腿外側。在小腿重複同樣的揉壓動作，輕輕提起並擠壓小腿肌肉。

拇指摩擦腳後跟肌腱兩側

雙手捧起腳跟，將腳稍微抬高。雙手大拇指沿後腳跟兩側的肌腱畫小圈按壓。注意不要做較長的滑推，因為摩擦的技法著重在手下方的小範圍區域。從腳跟向上按摩，然後輕輕沿兩側滑回腳跟，再重複同樣動作。

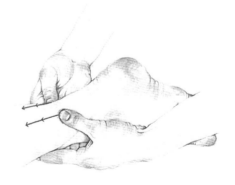

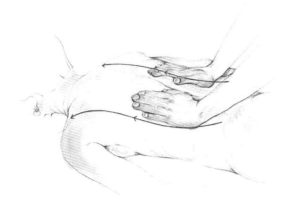

滑推後背

雙手放在後背下方脊椎兩側,手指朝向肩膀,雙手慢慢沿著背部向上滑推,直到越過肩膀,再沿身體兩側回到起始點。重複同樣動作,以連貫的方式連續滑推。節奏快速的滑推能帶來激勵的作用,節奏緩慢的滑推則有放鬆的效果。

揉壓肩膀、身側與臀部

按摩者站在身體的一邊,從對側開始按摩。雙手放在肩膀上方,提起並擠壓這個部位的肌肉。一手大拇指滑動到另一手的其餘手指處,持續交替使用雙手大拇指和其餘手指來按摩。在身體側邊持續以這個手法按摩,從上往下移動到臀部。在另一側重複同樣

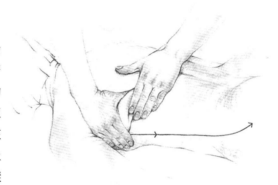

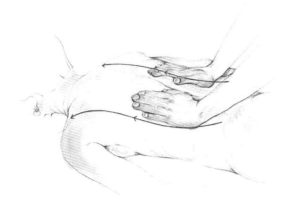

拇指由下而上摩擦後背

雙手放在後背下方脊椎兩側,利用雙手大拇指慢慢沿著背部向上畫圓按壓。每一次的按壓(稱為「摩擦」的手法),都只專注在大拇指下方的小範圍區域。當肩膀部分也按摩完成,就沿背部滑回起始點,再重複同樣動作。(請注意不要在脊椎骨上按摩)。

滑推頸部

按摩者站在頭頂上方位置，雙手放在上胸處，指尖相對。雙手從上胸滑至兩肩上方，而後去到背部，再向上滑到頸部。雙手在頸部後側滑推，沿頸部至雙耳後方，直到頭頂。讓雙手沿著身體的輪廓移動，請注意不可在頸部前側施力按壓。

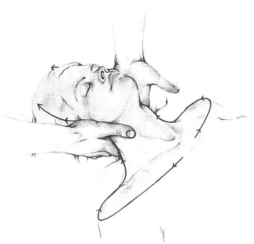

手指由下至上摩擦頸部後側

按摩者站在頭頂上方位置，雙手滑到頸部後側，指尖相對。從頸部下方開始，沿頸椎兩側用食指、中指和無名指的指尖畫圈按壓。慢慢從頸部下方向上移動，而後沿著頭骨底部繼續按摩。

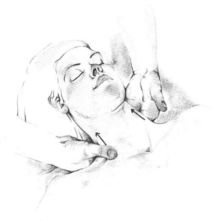

頸部伸展滑推

將頭捧在雙手掌心，輕輕轉至一側，雙手在對側頸部工作。將手放在耳朵後方，指尖朝下，手掌沿著頸部向下滑至肩膀。用掌心包覆肩膀，輕輕透過下壓伸展頸部和肩膀肌肉。在肩膀兩側重複幾次。注意避免過度用力造成不適。

滑推前胸

按摩者站在身體的一邊,將掌心放在胸部中線、肋骨下緣的位置。慢慢沿胸腔上滑,經過兩乳之間,然後去到肩膀上方,再沿著身體兩側回到起始位置。以連貫的方式持續滑推,讓雙手沿著身體輪廓移動。

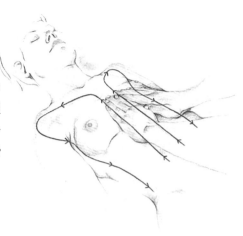

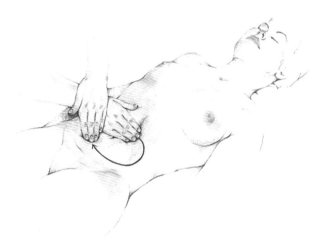

腹部畫圓

按摩者站在身體的一邊,以肚臍為中心,想像有兩個半圓——一個在肚臍上方,一個在肚臍下方。左手平放在腹部,以順時針方向沿著兩個半圓移動。當左手去到離你較遠的對側,便將右手放在肚臍的另一側,並以朝向你身體的方向,沿半圓移動。需要時就抬起手,以連貫的方式重複這個動作。

放鬆橫膈膜

這個滑推技巧可以幫助橫膈膜「放鬆」,進而改善呼吸。將雙手拇指放在肋骨下緣,中線兩側。請對方深深吸一口氣。當對方吐氣時,慢慢地將拇指向外推,掌心和手指輕輕放在身體上。重複這個動作。只在吐氣時施壓,小心別影響正常呼吸。

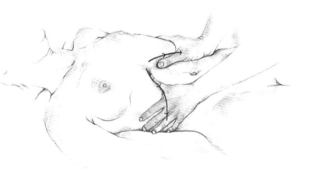

滑推手臂

這個動作是用雙手輪流交替,以連貫流暢的方式在手臂上滑推。首先將一手輕放在對方手上,另一手慢慢地從手朝向手臂一直滑推到肩膀,再沿手臂滑下來。換另一手重複同樣動作,不間斷地以連貫的方式進行。你也可以將夥伴的手臂抬起,讓你的手更容易去到手臂另一側。

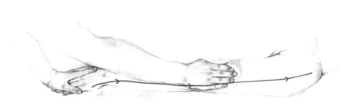

揉壓上臂

將對方的手肘彎起,順勢讓下臂和手掌放在胸腔上。從上臂內側開始,將一手拇指滑動到另一手的其餘手指處。每當大拇指去到其餘手指,將手臂肌肉提起並輕輕擠壓。交替使用雙手大拇指重複這個動作,從手臂內側按摩到手臂外側。

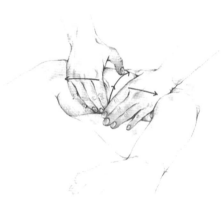

拇指滑推前臂

一手握住手腕,將手臂輕輕抬起。另一手大拇指放在手腕處,慢慢沿著手臂滑推到手肘,然後再回到手腕。在整個前臂重複同樣動作,每一次以平行的路徑進行滑推。注意控制拇指的力道,其餘部分只需要輕輕碰觸手臂即可。

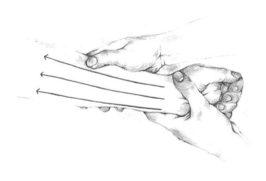

滑推腿部前側

攤開掌心,拇指和其餘手指分開呈V字形。雙手維持V字形,放在腳踝前側的位置,然後沿著腿的中線向上滑推到大腿。雙手分開,分別沿左右兩側回到腳跟。重複同樣的韻律,連續滑推,雙手沿著腿的輪廓移動。注意,當手去到膝蓋周圍,力道務必放輕。

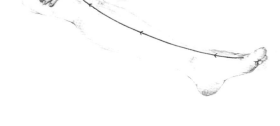

扭絞大腿

雙手放在大腿一側,一手的手指往另一手掌心移動,同時輕輕抬擠其中的大腿肌肉。雙手放鬆,回到開始的位置,然後重複同樣動作。在整個大腿部位重複抬-擠-放鬆的動作。

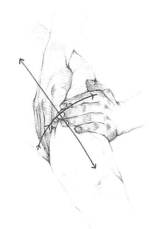

掌根滑推小腿

手掌的「掌根」指的是手掌靠近手腕的部分,包括拇指根部厚實的肉墊。將雙手掌根放在腳踝兩側,沿著小腿脛骨以畫圈的方式向上移動。沿著脛骨兩側向上按摩直到膝蓋,然後雙手輕滑回到起始點,再一次重複同樣動作。注意大拇指、手指和掌心全程只輕輕觸碰腿部。

陰與陽：中醫理論的基礎

the foundations of Oriental medicine

陰與**陽**是中醫理論的基礎。陰陽論是一種簡單卻深刻的**生命能量**理論，可以運用在任何一種療癒方法上。沒錯，陰陽論是各種傳統保健法的基礎，包括藥草學、按摩、飲食養生、運動，想當然爾，也包括針灸。

陰陽論的起源可以追溯到中國周朝（西元前1000至770年）的《**易經**》。不過，並不是只有中醫系統以陰陽兩極為基礎，在西方傳統醫學中也有類似的理論根源。

西元二世紀，希臘醫師蓋倫（Galen）雖沒有在著述中提及中醫的陰陽理論，卻驚人地以類似的立論基礎，寫下大量關於藥草的重要文獻。蓋倫並未使用**陰**和**陽**等字眼，而是指出每種植物都有一種**力量**（dynameis）或是主要的能量特質，並可區分為**熱**或**冷**，以及**乾**或**濕**。舉例來說，蓋倫將藏茴香籽歸類為**熱**和**乾**，而玫瑰是**冷**與**濕**。就像中醫師透過治療讓患者的身體重新回歸平衡，承襲自蓋倫的藥草學家，也會根據個人的**狀態組成**（krasis，也就是體液或性情狀態的組合），讓患者重新回到和諧的狀態。

陰陽的本質

陰與**陽**密不可分，彼此互補。在最基本的層面上，**陰**與**陽**代表的是有形、實體（**陰**）與無形、非實體（**陽**）的區別。**陰**與**陽**，代表兩種極性的傾向，而不是不同的實際現象，因此，**陰**與**陽**是分別指涉著同一個整體當中，可見的實體部分（**陰**）與不可見的動態部分（**陽**）。**陰**與**陽**相互依存，不可能維持不變：**陰**與**陽**之間存在著一種動態的張力，彼此相互獨立，有消長變化的可能。

從移動狀態的角度來看，大自然中任何凝鍊的、相對靜態的，都可說是**陰性能量**較強；而任何擴張的、相對動態的，則是**陽性能量**比較強。這種型態互變的最佳範例，就是水的循環。水在大地間，是實際可見的液體（**陰**），而

致讀者

在這個段落中，你會看到某些常見的解剖學名詞以不同字體標示。這是因為，從中醫的角度來看，這些名詞（例如**心**或**血**）代表的不只是身體裡的器官或體液，而是還帶有特定的能量、心理與靈性屬性。

當水受到陽光照耀，便可能在高溫下蒸發為氣體（**陽**）。當它冷卻下來，又會凝聚（**陰**）成雨水，向下（**陰**）落到土地中。

至於溫度和濕度，**陰**相對冷涼、潮溼，而**陽**則更溫熱、乾燥。黑暗、夜晚與冬季都屬**陰**，而光亮、白晝與夏季，則屬**陽**。

身體的陰與陽

就像在大自然中，**陰**代表較為有形的，而**陽**是較無形的部分，人體中的**陰**與**陽**也是一樣：**陰**代表解剖可見的組織結構，例如細胞、組織與器官；而**陽**則代表身體的能量、生命力與動態的功能。

即便在人體結構中，我們也能看到陰陽兩極是相互並存的。根據中醫理論，陰陽之間最根本的能量區別，就在於陰代表「內部」、滋養的部分，而陽代表「外部」、保護的部分。

維持生命所需的人體器官位在身體內部，仰賴滋養的**營氣**來支撐。營氣沿著人們熟知的「經絡」在體內循環。而身體的外部則包括皮膚與肌肉，這部分由**衛氣**掌管。衛氣是保護身體的能量——能幫助我們抵禦細菌和病毒等外來病原。

陽　　　陰

	陽 發散能量	陰 凝聚能量
狀態	非實體	實體
速度	較快	較慢
方向	升發	下沉
溫度	溫熱	冷涼
濕度	乾燥	潮濕
生命必備物質	氣與神	血、體液與精
意識	知曉	存在

陰與陽的能量效用

當你了解陰與陽在能量上扮演的角色，就能更好地運用陰與陽的概念來進行療癒——包括應用在針灸、藥草學或芳香療法上。陰與陽的每一種能量效用，都可以透過特定精油更加支持與強化，只要用眼睛觀察對方的體質或性格，就能為他（她）選到合適的精油。陽的主要功能是溫熱、帶來活力、激勵，而陰的主要功能則是冷卻、潤澤、放鬆與助眠。

當一個人陽氣不足，便容易出現身體冷涼、疲倦、缺乏動力的情況。此時，使用像迷迭香或薑等溫暖、振奮活力的精油，能帶來很大的幫助。迷迭香和薑都是能「補陽氣」、「袪寒」的精油，尤其能促進血液循環、激勵消化之「火」，緩解寒性的、固定一處、收縮的風濕性疼痛。

不過，要是能找到造成陽氣不足的（一個或多個）特定器官，並據此調配用油，將會達到最理想的調理效果。舉例來說，如果一個人動力不足、缺乏自信心，同時彎腰駝背、背部無力，並且有頻尿、尿色清淡的狀況，那麼很可能就是腎陽較弱。像這樣的情況就叫做腎陽虛或腎陽不足，使用百里香或薑精油能帶來很好的效果。

陽氣不僅會虛弱或不足，也可能出現過盛的情況——尤其當情緒壓力持續在體內累積的時候。相較於陽氣不足的疲倦感，陽氣過盛會令人焦躁不安、過動、容易失眠。由於陽氣有溫熱身體的作用，因此陽氣過盛可能造成身體燥熱、口渴。事實上，「陽氣過盛」的另一項表徵就是「熱」。

臨床上，陽氣不足（寒）的表徵是舌象淡白，而陽氣過盛（熱）時，舌頭則是紅潤的。能將過盛的陽氣降下來的精油，都是性質冷涼、放鬆的精油，例如德國洋甘菊和香蜂草。德國洋甘菊特別適合用來疏清胃熱與肝熱，因此對於胃炎、易怒與頭痛能帶來很好的效果。香蜂草還除上述

氣

氣，又稱為氣能量，是身體與心神不可或缺的必備物質。正如陰與陽一樣，氣不只出現在人體之內，也存在於大自然或更廣大的宇宙之中——它是所有生命進程背後那賦予活力、形塑生命的根源。氣能量不只本身會移動，也能帶來挪動，它是所有身體動作的根本。氣是隱而不可見的、動態的、帶來活力的，因此氣屬陽。

功能外，還能除心熱，因此適合用來安撫心悸。

　　人體內的陰性能量有清涼、潤澤和安撫的效果，因此當陰氣不足，便容易出現發熱、口渴和煩躁等情況。雖然這看似和陽氣過盛的症狀雷同，但陰氣不足有以下明顯的特徵，包括：發熱的情況只出現在手、腳與胸腔；發熱和口渴的情況在晚上更為明顯；除了煩躁之外，還有明顯的虛弱無力感。

　　臨床上，陽氣過盛的舌象是舌胖、舌紅且通常有黃苔，而陰氣不足的舌象則是舌瘦、舌紅且通常無苔。最適合用來強化體內陰氣、帶來清涼與放鬆感的精油，就是玫瑰與天竺葵。

　　玫瑰特別適合用來調理心陰不足，因此特別能對應焦慮、口渴、失眠、夜汗等症狀。天竺葵擅長強化肺陰，因此用來舒緩乾咳有很好的效果。

　　不過，所有的精油都具有多重的能量效用，因此玫瑰和天竺葵也不只有滋陰的作用。這部分我們將在本書第二部做進一步的討論。陽的其他作用還包括轉化、傳輸、消除和保護；而陰的其他功能則包括吸收、儲存、滋生和維持。

陰與陽的心理面向

　　由於陽有相對抽象、外顯的特質，在心理層面上它反映的是意識層面上的思考與分析，並且反映出邏輯和調查的力量。這些能力都能透過增強專注力和警覺度的精油來獲得加強，例如迷迭香與月桂。

　　相對的，陰是更黑暗、隱晦而實際的。因此它對應的是感受與印象，以及感官覺知和情緒。一般來說，橙花與茉莉能加強這個部分，這兩種精油不僅能讓心情放鬆，也能讓感官更加敏銳。

　　流暢、清晰的自我表達，是一種更偏陽性的能力，而

激勵與振奮

迷迭香、薑和百里香精油能激發人們的活力，而胡椒薄荷與檸檬精油則可以迅速帶來短時間內鼓舞、振奮的效果。這兩類精油的功能更偏向於挪動體內的氣，而不是強化、滋補體內的陽，因為這些精油的屬性偏冷涼，而不是溫熱的類型。

接受和觀察則是更偏向陰性的能力。甜茴香能增強言語自我表達的能力，而玫瑰則可以支持情緒的接受度。

至於驅動力的部分，陽性代表個人意志中更堅定、目標導向的一面。陽性能量讓人將清晰的焦點投向外界，採取更有結構、清晰計畫的生活方式。使用薑或杜松漿果能激勵一個人的意志力，而迷迭香能增強計畫的能力，幫助人們更意識到自己的目標。

另一方面，陰性代表的則是個人意志中更順從、適應的面向。陰性能量令人不會那麼清晰地定義一切，也更將焦點放在內在、更加穩定，讓我們能有沉穩和平靜的能力。天竺葵能強化體內的陰氣，幫助抑制、安頓思緒，很適合用來幫助受驅策且過動的人。

自信心屬陽，而內在的安全感屬陰。如果想增強內在的確定感，可以考慮使用百里香；如果想要感覺內在情緒的安全感獲得支持，則特別建議使用玫瑰精油。

陰與陽的相關性

請記得，陰與陽並不是指兩種截然不同的組成或心理類型，而是幫助我們辨識出共存於每個個體之內的兩種極性。精油也是一樣：沒有一種精油能被歸類為純然的陰或純然的陽，我們只能說某種精油能「強化陰性能量」、「滋補陽性能量」，或它具有「疏通理氣」的作用。

陰	陽	陰	陽
陰與陽			
陰	陽	陰	陽
陰陽的本質		**陰與陽的能量效用**	
有形	無形	安撫	賦予活力
實體	非實體	抑制	激勵
物質	能量	冷卻	溫熱
靜態	動態	吸收	轉化
凝聚	擴張	儲存	傳輸
向心	離心	滋生	消除
下沉	升發	潤澤	保護
黑暗	光亮	**陰與陽的心理面向**	
冷涼	溫熱	感受	思考
潮濕	乾燥	印象	分析
空間	時間	感覺	想法
身體的陰與陽		直覺	靈感
結構	功能	接受度	表達
下方	上方	觀察	言說
前側	後側	隱晦	外顯
中央	兩側	順從	果決
內部	外部	適應力強	一意孤行
營氣	衛氣	隨機	有組織
血和體液	氣	寧靜	興奮
精	神	向內的安全感	向外的自信
		集體	個體
		存在	知曉

五元素：對應的季節、臟腑與精神

their seasons, organs, and spirits

五行論（五元素）和陰陽論是中醫理論的兩大支柱（見隔頁圖示）。相較於陰陽論，五行論出現的年代更晚一些，最早的文獻記載出現於中國戰國時期（西元前476至221年）。起初，陰陽論與五行論是獨立存在的兩個理論系統，一直到宋朝（西元960至1279年）才開始相互融合，五行論也才開始被運用在疾病的診斷和治療。

五行論在中醫史和中國文化中，並非一直受到人們矚目。某些重要的醫學典籍將五元素奉為核心理論（例如西元前四世紀的《黃帝內經》），某些典籍卻甚至隻字未提。不過五元素在某些朝代確實特別熱門，幾乎體現在中國文化的方方面面。五元素不只被應用在醫學，也被用在自然科學、曆法、星象、音樂和政治等領域。世界萬物都能被歸為五元素中的一種。

你可以將五元素理解為陰與陽的五個階段或進程。五元素不只是字面上的五種元素而已，它代表的是水、木、火、土、金等五種自然力量，五種元素力量共同形成一個動態的整體。

五元素中的第一個元素——水元素——可以被理解為一種凝鍊且相對靜態的陰能量，反映在農作上，代表的是冬天與夜晚。雖然水也代表一種「漂浮」般休息的狀態，它本身卻蘊含著成長與再生的潛力。也因此，它和生命最初的源頭有關，帶有生殖力和生存的意志。

第二個元素——木元素——代表高揚、升發的陽，就像春天和早晨一樣，帶有甦醒的意味。在這個轉化階段，原本潛藏的、被裝載的水被擾動，並且有了移動的方向。木元素於是與行動和進化有關。

第三個元素——火元素——象徵最擴展、最光芒萬丈、處於高峰的陽。火元素代表夏季和一天的正午。火元

木元素

高升的陽

季節：春天

時間：早晨

器官：肝與膽

精神活動：魂（乙太體靈魂）

情緒：憤怒

最高表現：慈悲

火元素

光芒萬丈的陽

季節：夏天

時間：正午

器官：心、心包、小腸和三焦

精神活動：神（心神）

情緒：喜悅

最高表現：愛

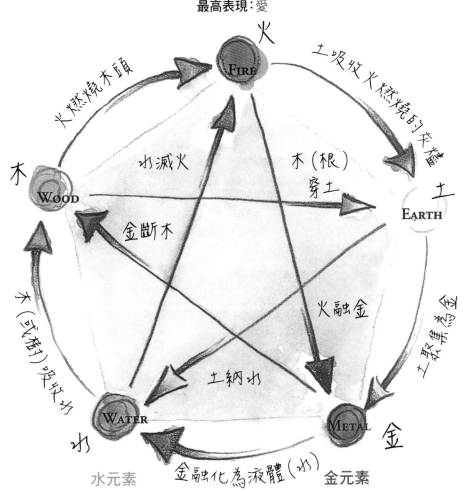

火燃燒木頭

土吸收火燃燒的灰燼

水滅火

木（根）穿土

金斷木

火融金

土納水

木（式樹）吸收水

土聚集為金

金融化為液體（水）

火 FIRE

木 WOOD

土 EARTH

水 WATER

金 METAL

土元素

下沉的陰

季節：夏末

時間：下午

器官：胃與脾、胰

精神活動：意（思維）

情緒：反思

最高表現：同理心

水元素

凝鍊的陰

季節：冬天

時間：夜晚

器官：腎與膀胱

精神活動：志（意志）

情緒：恐懼

最高表現：智慧

金元素

聚集的陰

季節：秋天

時間：晚間

器官：肺與大腸

精神活動：魄（身體的靈魂）

情緒：悲傷

最高表現：崇敬

素承接了木元素想行動和進化的渴望，並賦予它存在的理由——一種對於理想的「實際感受」。火元素的能量狀態是最細緻、最敏感的，它和一個人的意識覺知與自我認同有關。

接著，是第四個元素——土元素。土元素代表陰能量的下沉，也就是整體來說，向下積聚成為物質形態的過程。土元素在夏末秋初這樣結實累累的季節最為顯著，對應一天當中的下午時分。土元素能實現火元素的理想，為這樣的理想注入具體的思維，為精神賦予實體的形式。

第五個元素，也是最後一個元素，是金元素。金元素在整體轉化階段中，代表陰能量的聚集與合成。土元素擅長形塑物質，而金元素則進一步以秩序和定義，讓這物質更加細緻、精煉。金元素代表的季節是秋天，在一天當中金元素能量最強的時候是晚間——都是相對安靜、適合反思的時候。金元素同時與互動的渴望，以及保持一定距離的需要都有關係。

這五個元素彼此既非分離，也不是完全緊密。五元素代表能量持續變化的過程中，五個不同的階段，我們幾乎可以在生活的所有面向當中，觀察到這樣的能量變化過程。在此我討論五元素的順序，就是從陰到陽，再回到陰的自然韻律。也就是所謂的五行相生循環。雖然相鄰的五元素能滋養彼此，間隔的五元素卻會為彼此帶來約束和限制，透過這樣的運作來防止不平衡。五行相剋循環也可能造成元素之間彼此破壞和摧毀。舉例來說，當水滿溢，火便會被澆熄；當木生長旺盛，土裡的養分便會被過度剝奪。身心中的病氣，通常就是循著五行相剋的循環，從一個器官進入另一個器官，最後造成一連串的破壞與毀滅。

談到這裡，我們已從自然的角度，了解五元素的基本

五元素的價值

陰陽論是中醫最主要的臨床理論基礎，而五行論的主要價值是在於心理和精神層面。雖然陰與陽也能透露關於心理情志的許多資訊，但五元素和對應器官的關係，能更精準地反映精神層面的複雜性。

特質。在我們接著一一探究五元素的更多細節之前,需要
明白的是,五元素是一種快速且容易運用的「診斷」工具。
五元素是一組相互對應,並且具有巨大實際應用潛力的
理論系統,尤其適合運用在處理心理狀況的芳香療法中。
若要善加運用五元素,我們的所有技能也都必須全部派
上用場:包括我們的邏輯思維、感覺、直覺和五官感受。

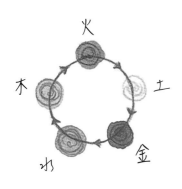

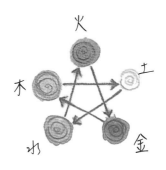

五行相生

我們可以從五元素在自然界中的象徵,來理解五
行相生的循環:

木吸收水,因此水在樹木或植物中被向上汲取;火
能燒木,並燃為灰燼;火燒後殘餘的灰燼,落在地
面被土地吸納;土凝鍊成礦,形成金;金能被融為
液體,即為水。

五行相剋

五元素之間的相剋關係,可以這樣來理解:

水滅火,因此水能控制火;火融礦,因此火能控制
金;金斷木,因此金能控制木;根抓土,因此木能
控制土;土是溪流與河水的根基,因此土能控制
水。

水元素：冬天－腎臟－意志
Winter － the Kidneys － the Will

水元素是氣能量最凝鍊、最基本的一種形式。就像植物的種子一樣，水本身就帶有生長和維持生命存續的潛能。水表面看來或許是靜止的，卻隱藏豐沛的力量——能量以萌芽、醞釀、休養和冬眠等形式聚集著。水是豐渥的體現，是生命之力被導引流灌、為人所用之前，最原始的象徵。從原型的角度來看，水元素的主要目的就是要**存在**、持久，以及，保有像生存本能一樣的**意志**。

代表水元素的主要人體器官是腎臟。根據《黃帝內經》記載：「腎者，主蟄，封藏之本，精之處也，其華在髮，其充在骨，為陰中之**少陰**，通於冬氣。」

從中醫的角度來看，腎藏精，也就是每個人生殖功能的基礎。人體的精在父母精氣交合之際便已形成，精氣掌管一個人的成長、生殖與發育情形。精生髓，能製造骨髓填入脊椎和大腦中。精氣決定我們的體質的強弱，也決定免疫力的高低。由於精氣傳承自父母，在根本上很難補足，也因此被認為是非常珍貴的人體能量——必須謹慎保管。**和精氣有關的問題包括：不孕、習慣性流產、骨骼退化、記憶力衰退和免疫力不足。**

腎臟會利用精氣，製造元氣。元氣是所有身體活動的原動力，又分為元陰、元陽，這也是為什麼腎會被稱為「陰陽之根本」。

腎臟除了藏精之外，在人體中的另一個主要角色就是**控水**。從腎臟的解剖學功能，可以更容易理解這一點：腎臟能將血液中多餘的體液與廢物區分開來。當腎氣弱，就不能妥善控制水，因此會出現水腫的問題。像這樣的情況，可以透過杜松漿果和甜茴香等利尿精油來改善。

腎藏志，所以腎也是人的意志所在之處。意志，就是決心、毅力和渴望堅持的「精神」來源。就像精氣看顧身

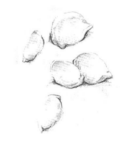

甜橙的籽

植物的種子裡，凝聚了它的生殖力，以及積極創造的潛力——這也是水元素的核心特質。

體的成長與存續，意志和命運的開展有關，同時也是自我實現的工具。意志就像精氣一樣，是「豐饒多產」的——是創造力與獨創性的來源。

當意志堅定，水元素就是和諧的。這時的我們果斷、機智、精明，不會願意把精力揮霍在膚淺或瞬息無常的事物上。我們自信滿滿、自給自足，心智銳利、反思性強。

然而，當水元素不和諧，就可能出現兩種結果：要不是「志」不足，令人變得冷淡、感覺無力；要不就是「志」不受控，人變得煩躁不安、停不下來。

以第一種情況來說，當意志沒有穩穩紮根，人就可能變得容易垂頭喪氣，沒有足夠的自信去面對困難的情況。這時，憂慮和恐懼很快會襲來，在這樣的情況下，我們只會想逃避、躲起來。杜松漿果就很適合用在這種時候，不過，它只是許多適用精油當中的一種。在第二種情況裡，意志過於活躍，人容易變得靜不下來，有時候顯得魯莽輕率，無法控制自己想做些什麼的衝動。就像「工作狂」一樣，他們對自己要求太高——被內心的不安全感驅使，因此不計代價要成功。然而最終，他們只會耗光自己的氣與陰，任由神經「耗竭」。對於這種情況，適合使用的精油是天竺葵。

以上兩種水元素不和諧的情況，情緒根源都是來自恐懼——第一種情況是對環境力量的恐懼；第二種情況是對不充分與失敗的恐懼。

智慧

水元素的最高表現是智慧。心神需有堅實的根基，方能生智慧，而堅實的根基，則來自深深紮根、平靜且明智的意志（五神之志）。智慧是歷久彌新、耐過考驗的知識，透過與環境融洽的行動被展現出來。

木元素：春天－肝臟－乙太體靈魂

Spring － the Liver － the Ethereal Soul

當木元素擴展、升發，氣就蘊藏在其中。就像植物的嫩芽，象徵著積極的生長。在這個階段，潛藏在水中的生命力動了起來，並且有了方向；腎的意志（志）藉由目標，獲得了導引。

在大自然中，木元素不僅在春天萬物萌發時明顯可見，在整體演化過程中也能看到。木元素看管身體的循環和韻律，掌管我們發育和適應的能力。因此，從一個基本的角度來看，木元素和**動作**有關——動力、成長，以及和諧的生命之流。

掌管木元素的主要人體器官是肝臟。根據《黃帝內經》記載：「肝者，將軍之官，謀慮出焉……魂之居也，其華在爪，其充在筋，以生血氣，其味酸，其色蒼，此為陽中之**少陽**，通於春氣。」

肝臟在能量上的功能，是確保身心之氣順暢流動。正如肺部負責讓氣沿經絡循環，肝臟負責確保氣能自由移動、均勻散布。

除此之外，肝對血也有重要的影響。它在人們休息時藏血，活動時釋放血；同時，就像管理氣一樣，肝也確保血液能在身體裡順暢、均勻地流動。

要是肝不能「散」氣，氣就會受阻、變得不規律，進而形成**氣滯**。當身體出現氣滯，就很容易形成痙攣、鼓脹、收縮和疼痛等問題。具體來說，包括**胃弱、便祕、頭痛和經痛，都是氣滯的表現**。如果還進一步伴隨血滯，那麼情況就會更嚴重，疼痛感也更強烈。

氣滯和血滯也和神經緊張與挫折感有關。緊繃、情緒化和易怒，都會干擾肝的功能，限制氣的流動。另一方面，氣滯也會造成神經緊張。能夠順氣、理氣的精油，通常具有抗痙攣、止痛以及（或）放鬆神經的效果——其中，真

慈悲

木元素的最高表現是慈悲。慈悲來自靈魂的寬宏與慷慨，以及不被自己的武斷和苦澀遮蔽，能夠真正「看見」人類情境的能力。慈悲是人類終極的力量——是源於宇宙心智（Universal Mind）的力量。

正薰衣草是最明顯的例子。

　　腎藏志，而肝藏魂，因此肝是乙太體靈魂（魂）的所在之處。乙太體靈魂是靈魂精微、擴展的面向，和人的心智與宇宙心智的連結有關。魂是夢境與願景的根源，我們可以從乙太體靈魂找到目標，和生活的方向感。魂不僅和我們渴望的夢境和願景有關，也和睡眠、作夢與視力有關。

　　乙太體靈魂（魂）讓心智得以「動作」，並且具有適應力；讓心智能夠反思，並且有力量向外投射。然而，就像肝臟一樣，魂也有調節的作用，能透過約束極度的興奮和極度的怠惰，來維持情緒的平衡。

　　作為魂的根本，肝也是身體中「主決斷」的器官——肝中藏有我們的目標、果決和勇氣。肝是我們每一個人體內的謀畫家、組織者和冒險家。

　　木元素失衡時，人要不是失去目標和野心，就是以僵硬、殘忍、強迫的方式行事。肝正常運作時的堅定感——以及清晰的表達、對怒意的妥善控制——都可能在氣滯的情況下被抑制，要是陽氣過盛或火氣大，就可能爆發。

　　氣滯也和未表達的憤怒和憎恨，所導致的憂鬱有關。當這些感受被壓抑下來，轉而向內，乙太體靈魂就無可避免因此受苦，使得它從原本抱有希望和願景的狀態，變得苦澀和絕望。

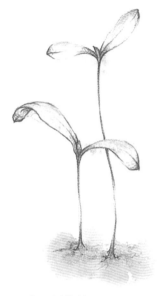

甜橙的嫩芽

植物的嫩芽代表生命從潛伏中甦醒，這樣積極向上的生命力，就是木元素的核心精神。

火元素：夏天－心臟－心神

Summer － the Heart－ the Mind

火元素是氣能量最生氣勃勃的表現，就像花朵一樣，代表耀眼的光芒、吸引力和自我實現。水元素是基本動力的泉源，透過木元素被接引、給予方向，火元素則帶來對理想的「實感」——是一種認知到它真正能讓我們圓滿的感覺。要是少了這種感覺，或許我們仍能保有精力和目標，卻會缺乏自我了解，也因此難以真正找到喜悅。

掌管火元素的主要器官是心。根據《黃帝內經》記載：「心者，君主之官也，神明出焉……生之本，神之變也，為陽中之太陽，通於夏氣。」

心除了負責循環和「調控」血液之外，也是心神的所在之處（心藏神）。心神，就是所有形式的意識覺知。心神負責指揮思考、感受、記憶、想像的功能，並且是所有心理情緒活動的焦點，也是自我意識的來源。

心神這個字，在英文裡有時翻為「Mind」，有時是「Spirit」。不過，如果我們用精神活動（Spirit）來概括靈魂的所有面向的話，那麼「Mind」就會是代表心神比較貼切的用字，因為心神特別是一種存在於精神之內的角色。

心神能整合意識與感知，將自我各個迥然不同的面向統合起來，透過心——君主之官——去精心安排各個器官的不同「精神活動」。心神的功能，是透過內在的和諧與完美，以及維持平衡的能力所辦到。

心是情緒和諧的根源，也是讓我們得以經驗到溫暖和柔軟的器官。正如愛心一直是象徵愛的符號，在中醫系統裡，心也是同樣代表著愛和情感——既接收也給出情感上的暖意。

心神是敏感度和感受的焦點，心神的平靜能確保人的情緒生活完整、滿足——進而擁有平衡的心緒。大部分的心理問題，都會使火元素有或多或少的不平衡。

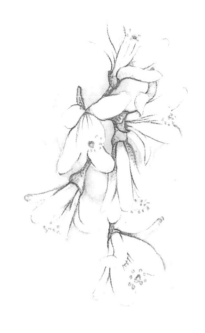

甜橙的花

植物的花朵通常是它最華美的展現，代表完全綻放自己獨特的美——這也是火元素象徵的生命過程。

和諧的心令人有熱情、自主性強，但當心承受壓力，就會出現緊張不安的感受。除此之外，火元素天生的敏感度和熱切，要是失去控制，就可能使人變得過度亢奮，也容易因此受傷。於是經常導致的結果，就是神經疲勞與失眠。

　　這樣的失衡現象，通常發生在能量屬於熱性的人們，因為這樣的人有過多的陽在體內。也因此，能夠清涼、安撫心和神經、減去過多的陽的精油，對這樣的人能帶來很好的幫助。這類精油當中，最具代表性的是真正薰衣草、香蜂草和橙花。然而，要是心陽不足，出現的情況又是另一回事了。這樣的人不會過度興奮、煩躁不安，而是缺乏熱情、找不到生命的喜悅。心神失去了原有的溫暖和活力，變得淡漠、消沉。茉莉精油就適合用在這種時候。

　　自我認同的問題，也可能是火元素不和諧的徵兆。這樣的問題可能表現為自我中心、自私，或者更嚴重的話，就是自我貶抑、自尊心低落。從這個角度來看，心呈現的不只是我們和他人的問題，也包括我們對自己的理解與慈悲心。玫瑰精油可以幫助我們，提升對自己和他人的愛與接納。

　　熱性、寒性、過盛、不足……，無論哪一種體質，都可能出現焦慮的症狀。從中醫的角度來看，焦慮也是一種心神的不安寧，根據不同情況，適用的精油也不同。這部分我們在本書第三部會有更多討論。

愛

火元素的最高表現是愛。真正的愛來自我們的中心，表現在一個擁抱或一個微笑。詩人筆下的愛，是生來就純淨而完美的──愛永遠不可能受辱，只會受傷。愛有讓人恢復信心與和諧的力量，是諸多靈性大師最終極的教導。

土元素：夏末－脾胰－思維

Late Summer － the Spleen－Pancreas－the Intellect

土元素是氣最有形貌、最具體的樣子，也和生成並維持這樣的實體形式有關。就像植物的果實一樣，它象徵營養與豐盛，是生命力成熟到一種可以觸知、可以存續的樣子。這樣的過程，在身體上由吸收和運化的功能提供支持，在心智上，則與學習、思考與分析有關。從五行相生的循環來看，火生土，這也反映出，土元素的角色，便是將心神具體化，落實成為思維與想法。

人體中掌管土元素的器官是脾胰與胃。根據《黃帝內經》記載：「其華在脣四白，其充在肌，其味甘，其色黃，此至陰之類通於土氣。」

脾胰與胃最主要的能量功能，就是運化與輸送。作為人體最主要的消化器官，它們負責將食物和水分，轉化成氣、體液與血。脾胃和腎、肺一樣，是一個人力量和活力的主要來源。然而，要是氣虛、陽虛，脾胃的運化過程就會受到影響，於是消化系統的問題就會接踵而來，例如：食慾不振、上腹脹、胃弱、打嗝與脹氣。這時，荳蔻、甜茴香與百里香等精油，能發揮強健脾胰、激勵胃部的效果。

當脾胰無法妥善運化食物及水分，身體積聚的潮濕之氣，就會形成**痰**（痰液）與**濕**。濕是一種上下腹滿脹的感覺、頭部與四肢感到沉重、整個人疲憊困乏。這通常和肥胖與淋巴阻塞脫不了關係，葡萄柚和杜松漿果等精油可以改善這種狀況。

脾胰對**血**的影響有兩個層面。由於脾臟負責將食物精氣運化為血，因此脾為**生血**之源，能確保血液有滋養、存續的功能。另一方面，脾也是**控血**之源——確保血液留持在血管中。若是脾氣虛，血管便不能維持在正常狀態，因此變得脆弱，導致痔瘡等問題出現。

在五神當中，脾是意（思維）的所在之處。思維是負

同理心

土元素的最高表現是同理心。同理心來自一種你我皆是一體的角度，就像父母對孩子的愛一樣，他人與我之間，是沒有界限、沒有分別的。同理心進而衍生出良心與社群意識——以及真正「傾聽」、療癒他人的能力。

責思考、專注、學習和記憶的精神面向。正如土元素的掌管器官在人體中負責消化食物，思維在心智上也和吸收、分析概念及資訊有關。若是脾氣不足或脾陽不足，專注力便會受到影響，思緒也變得魯鈍。同樣地，就像脾弱會使身體飽脹一樣，在心智上也會變得思慮過多、心緒翻攪。這時，乳香和檸檬等精油可以用來幫助思緒沉澱、清明，消除煩憂與心智上的困惑。

土元素的本質是滋養，在情緒上對應照顧、支持、同情，以及承諾與群體意識。土元素豐沛的人們同理心強、忠誠度高，樂於給人安全感。相對的，土元素不平衡的人，可能會變得過度保護——例如不停擔憂自己的孩子，卻忽略自身需求的人。這時，檸檬精油能夠幫助改善這種情況。

另一種土元素的不平衡，是變得依賴他人、黏人。在此，過度發展的同情心，反而成為自己對同情和支持的**需要**——因為當一個人缺乏土元素，便會失去承接和幫助自己的能力。對於這種情況，甜馬鬱蘭和岩蘭草能帶來很好的幫助。

甜橙的果實

植物的果實一般都是甜美、豐潤、滋養的，並且能確保種子被適當地散播，達到傳宗接代的目的。以上的所有特質，都是土元素的特色。

金元素：秋天－肺部－身體的靈魂

Autumn － the Lungs － the Bodily Soul

金元素代表氣的交換與合成，植物的葉片就是很好的例子。葉片既有蒸散作用也有光合作用，它和世界交換生命之氣，並把陽光轉化為滋養的能量。金元素代表動態的交換與互動——也包括從環境中取得能量——因此，它和界限特別有關。界限是我們身體上和意論上的「皮膚」，透過這層皮膚，我們決定把什麼「收下」、把什麼「放出」。

人體掌管金元素的主要器官是肺。根據《黃帝內經》記載：「肺者，氣之本，魄之處也，其華在毛，其充在皮，為陽中之**太陰**，通於秋氣。」

作為人體中主要的呼吸器官，肺負責「治理」氣的流動，也就是吸入環境中的「清氣」，吐出體內新陳代謝產生的「濁氣」。此外，肺也負責運用空氣之氣與食物之氣，合成人體的營氣與衛氣。**營氣**負責生命的存續和滋養，由肺沿經絡運送至人體各個器官；**衛氣**是身體周圍呈圓狀散佈的氣，能保護人們不受病原體侵襲。

因此，肺部對於確保身心活力扮演著關鍵的角色。若是肺功能不足，就會出現倦怠、呼吸短淺和憂鬱的感受。若加上衛氣不足，就容易經常感冒。藍膠尤加利和茶樹可以用來強化肺部與呼吸功能，藉以增強免疫力。

當肺氣不足伴隨脾胰虛弱，身體就容易出現痰液。無論是鼻腔的痰液，或支氣管痰液，痰可能以**寒痰**（清澈、白色、大量）或**熱痰**（黏稠、黃色）的形式存在。

正如肝藏魂，肺則是五神之魄的所在（肺藏魄）。「魄」是身體的靈魂，也就是人類靈魂中，更身體、更「動物性」的面向，也是五神之「魂」更具體、更有陰性特質的另一半。身體的靈魂是本能且感官的，它讓你我擁有觸覺、味覺、嗅覺、視覺及聽覺等身體的五感。除此之外，它也

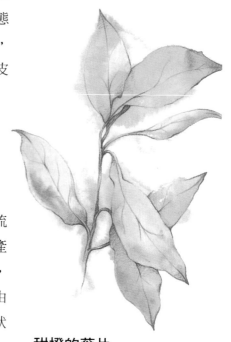

甜橙的葉片

植物的葉片是一種「呼吸」器官——呼吸也是植物與環境之間，最直接的關係。呼吸是植物賴以維生的功能，也和金元素有密不可分的關係。

為我們帶來動物般的第六感，在精微的層次，幫助我們實現金元素的保護作用。

我們可以將呼吸的過程，視為是魄的脈動；魄的存在，是仰賴呼吸吐納之間，生命之氣的振動。另一方面，生命之氣與呼吸，也需仰賴健康的魄來完成。

魄的存在，立基於每一個當下。因此它特別容易受到後悔、懊悔或久久不能釋懷的失去等情緒影響。同樣地，這些情緒也會為肺部井井有條的呼吸節奏——「收下」、「放出」——帶來妨礙，反映出在心理上無法完全地接受和放棄。於是，被悲傷圍困的魄，就有可能使身體變得慢性疲勞、呼吸困難。

金元素就有如身心之「膚」——敏感的、與人互動的界限——因此，它也和關係與個體性有關。金元素強大的人，就算天生沉默寡言，也會本能地向外尋求互動和交流，成為自己靈感和洞見的來源。然而，要是金元素不平衡，人們就容易覺得在心理上毫無遮蔽、變得脆弱，也會更傾向退避社交、讓自己與外界隔絕。

整體來說，金元素和諧能帶來秩序、交流與正向的態度；而當金元素受到壓力，則會變得受限、退避和悲觀主義。

崇敬

金元素的最高表現是崇敬。崇敬意味著認可自己因而被啟發和轉變的——對於獨特而神聖的事物感到尊敬。崇敬能讓我們真正看見自己在天地之間的位置，因此藉由崇敬的力量，我們能更深化、淨化自己。

	水	木
陰陽進程	凝鍊的陰	高升的陽
季節	冬天	春天
時間	夜晚	早晨
顏色	藍／黑色	綠色
生命功能	生殖／存活	進化與適應，行動與成長
身體器官	腎與膀胱	肝與膽
精神活動（五神）	志（意志）	魂（乙太體靈魂）
身體組織	骨骼	肌腱與韌帶
感官	耳	眼
身體表徵	頭髮	指甲
聲音	呻吟	吶喊
主要器官功能	★藏精 ★控水	★確保氣血順暢流動 ★藏血
根源情緒	恐懼	憤怒
心理作用	意志力、鬥志、獨創性	目的、視野、適應力
和諧時	專注堅定、信手拈來、足智多謀	動力十足、井井有條、親切隨和
不和諧時	漠不關心、不自信、憂慮恐懼、躁動不安、執著緊迫、缺乏安全感	緊繃、挫折無力、憤怒、僵硬、壓抑、無法控制
最高表現	智慧	慈悲
代表精油	大西洋雪松、天竺葵、杜松漿果、百里香（藏茴香、絲柏、茉莉、檀香、岩蘭草）	佛手柑、洋甘菊、永久花、葡萄柚、甜橙、西洋蓍草（真正薰衣草、香蜂草、橙花、胡椒薄荷、穗甘松）

火	土	金
光芒萬丈的陽	下沉的陰	聚集的陰
夏天	夏末	秋天
正午	下午	晚間
紅色	黃色	白色
自我實現 理想與實踐	具體化 滋養	變形與聚合 轉換交流
心、心包、小腸和三焦	胃與脾、胰	肺與大腸
神（心神）	意（思維）	魄（身體的靈魂）
血管	肌肉	皮膚
舌	口	鼻
膚色	嘴唇	體毛
歡笑	歌唱	哭泣
★心神所居 ★掌管血液循環	★化氣、運氣 ★控血	★統御全身的氣與呼吸 ★分派氣和體液
喜悅	反思	悲傷
覺知、自我認同、和諧與愛	專注、認知、同情心	界線、直覺、互動
敏銳、整合、愉悅	專心致志、思慮周詳、樂於支持	善於溝通、生氣勃勃、正向樂觀
緊張、焦慮、不安、過度敏感、沮喪、自尊低落	曖昧含糊、困惑、擔憂、過度保護、依賴心強、自我懷疑	憂鬱、懊悔、悲觀主義、脆弱、不予回應、疏離
愛	同理心	崇敬
茉莉、月桂、真正薰衣草、香蜂草、橙花、玫瑰草、玫瑰、迷迭香、穗甘松、依蘭（芫荽籽、薑、檸檬、廣藿香、茶樹）	安息香、荳蔻、芫荽籽、甜茴香、乳香、檸檬、甜馬鬱蘭、沒藥、廣藿香、胡椒薄荷、檀香、岩蘭草（天竺葵、葡萄柚）	絲柏、快樂鼠尾草、藍膠尤加利、牛膝草、歐洲赤松、茶樹、百里香（乳香、杜松漿果、甜馬鬱蘭、沒藥、西洋蓍草）

精油與占星學：植物與行星之間的象徵關係

the symbolic relationship of plants and planets

除了根據**溫度**和**濕度**等能量面向為植物分類之外，某些西洋學派也漸漸會從對應星座或行星的角度來理解植物。占星和醫術自古就有深刻的淵源，被譽為「醫學之父」的古希臘醫師希波克拉底（Hippocrates，西元前460至377年）的醫學理論，有部分就和占星學有關。希波克拉底曾深入探究迦勒底（Chaldea）地區的醫療紀錄，發現生理疾病和其解藥，都和行星運行有緊密的關聯。於是希波克拉底開始相信，一個好的醫師必須具備基本的占星知識，方能作為醫療診斷時的重要工具。

瑞士醫師帕拉塞爾蘇斯（Paracelsus，西元1490至1541年），也是一位占星學家，他將煉金術的實作技巧融入希波克拉底的醫學理論中。帕拉塞爾蘇斯不僅為每個身體部位找到對應歸屬的星座、為每個器官找到對應歸屬的行星，也為眾多植物藥草、珍稀礦石與顏色，找到「負責掌管」的行星類別。他根據每位患者的星座，探討疾病的成因和解方，他相信，疾病的產生源於患者在情緒和靈性上的某種本質。

不過，名聲最響亮的傳統藥草學家暨占星師，或許非尼可拉斯·卡爾佩伯（Nicholas Culpeper，西元1616-1654年）莫屬了。就像帕拉塞爾蘇斯一樣，卡爾佩伯也為每一種藥用植物找到歸屬的對應行星，試圖在聲勢漸長、質疑不斷的醫校聲浪當中，維繫藥用占星學的可信度。

占星學中的太陽和好幾個傳統神話故事中的神祇都有關聯，包括巴比倫太陽神沙馬什（Shamash）、埃及太陽神拉（Ra），以及希臘太陽神阿波羅（Apollo）。太陽是光與生命的源頭，具有**炎熱、乾燥**的特質，因此象徵身體和心靈中的**陽性**能量。太陽和心臟、循環系統、胸腺，以及身體對疾病的整體抵抗力有關。太陽「掌管」的芳香植物包括迷迭香、月桂和乳香。這些植物在個人精微層面帶來的作用，是更聚焦於「自我」──包括「自我意識」，以及「更高」的高我層級等。

月亮和生育與智慧女神有關，例如希臘月亮女神阿提

米絲（Artemis），以及羅馬月亮女神黛安娜（Diana）。月亮有清涼、潤澤和女性的特質，象徵身體和心靈中的**陰性**能量。月亮「掌管」消化與養分吸收、胰腺和乳腺。與月亮相關的芳香植物包括茉莉、芫荽和快樂鼠尾草——都是能增強創造力與直覺的芳香藥草。

代表水星的神話人物是信使之神，也就是古代的知識之神。包括古埃及的智慧之神托特（Thoth）、希臘神使赫爾墨斯（Hermes），以及羅馬信使墨丘利（Mercurius）。水星和神經系統、甲狀腺、語言能力和聽力有關。和水星有關的芳香植物有：甜茴香與藏茴香，兩者都與行動和穩定性有關。

金星象徵愛和美，神話中的金星代表莫過於希臘女神阿弗洛狄忒（Aphrodite）。皮膚、副甲狀腺與女性生殖系統都在金星的管轄範圍。金星也掌管所有的愛情靈藥：包括玫瑰、天竺葵、檸檬與安息香等。金星清涼而潮濕，火星則炎熱且乾燥。火星的代表神話人物是戰神——包括埃及守護神荷魯斯（Horus），以及希臘戰神艾瑞斯（Aries）。火星反映在人體的血液、肌肉、腎上腺，以及男性生殖系統。它和激發活力、氣味辛辣、能「清理淨化」的精油有關，例如薑與杜松。

木星的代表人物是神之王者，例如希臘的宙斯（Zeus）。木星性溫暖、潮濕，對應身體的生長、肝臟，以及腦下垂體前葉。對應到芳香植物，木星多半掌管能帶來擴展與正面能量的精油，例如牛膝草和甜橙。

最後一個行星是冷涼、潮濕的土星。土星的代表神話人物是古希臘的時間之神柯羅諾斯（Kronos）。在身體上，土星掌管人的骨骼、腦下垂體後葉，以及身體的老化。土星象徵穩定與耐受度，最切合的代表植物就是大西洋雪松。

行星

在占星學中，每一個行星都象徵一種心理原型，而在藥用占星學的理論系統當中，每一個行星更能對應到一個特定的身體系統。下面這張圖分別是七個傳統行星的符號，按順時針方向分別是：太陽、月亮、水星、金星、火星、木星和土星。

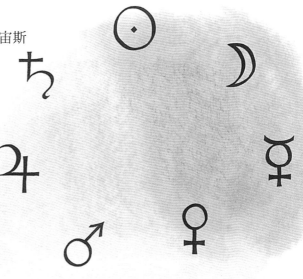

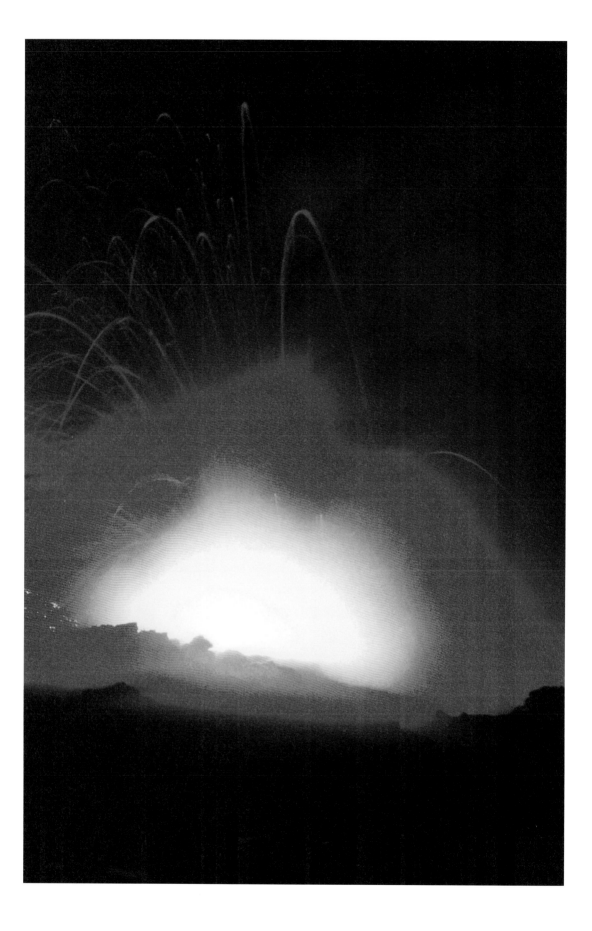

第二部
植 物 個 論

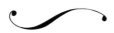

火山噴發岩漿，散發萬丈光芒——
「火生土」

　　我們必須試著像認識新朋友一樣，去了解每一支精油，才能發揮芳香療法的最大潛能。每一支精油獨特的療癒「特徵」，都反映出它的生命力所在——那是生命得以存續的主宰，身為醫師和煉金術士的帕拉塞爾蘇斯稱之為精素（archeus），也就是中醫裡所說的「氣」。

　　生命之氣精微又無形，因此，要想了解植物精油的氣，只能從每一支精油的構成切入——包括它的植物結構、生長習性、化學組成與香氣、歷史和傳統，以及它的特質和使用方式。只有近距離審視這些精油展現於外的人格面具（persona），才能讓我們感受到它內在真正的個性特質（character）。

　　舉例來說，從中醫的角度來看，透過精油的香氣，就能大致窺探它的療癒特質。香甜的氣味令人放鬆，能帶來滋養、和諧的效果。這樣的氣味能健脾胰、安撫心，樹脂類精油如安息香，花朵類精油如依蘭，都有這樣的效果。另一方面，辛辣刺激的氣味具穿透力，容易擴散。能夠活肺氣、清痰液的精油，通常都帶有這樣的氣味特質，例如藍膠尤加利與歐洲赤松。辛香料氣味性質類似，但更溫暖且有激勵活化的效果。這樣的特質在薑身上明顯可見，芫荽等精油也有這樣的特徵。這類精油能促進血液循環，提振心神。

　　至於檸檬或葡萄柚等帶酸味或柑橘類的精油，有清涼、清潔與收斂的效果。而帶苦味的精油，則可以刺激氣的流動、轉化和疏泄。苦味精油利肝、利腎、利心，杜松漿果和德國洋甘菊都有顯著的苦味。除此之外，還有更多的氣味類別，例如泥土、木質和花香。我們將在接下來的精油個論中，探討它們的能量效用。

安息香（Benzoin）：安撫、穩定、滋養

soothing / stabilizing / nurturing

安息香（Benzoin）這個名字來自阿拉伯文的「luban-jawi」，意思是「爪哇之香」。安息香精油來自生長於熱帶的安息香樹，這是一種大型樹木，能長到二十公尺高。淺綠色的卵形葉片覆有毛髮，果實扁平有硬殼，黃色或白色的花朵垂懸成簇、花瓣厚實。安息香樹的生長範圍遍布東南亞地區，尤其是泰國和印尼的常見樹種，樹齡達到七年，就可以採集樹脂。

要取得樹脂，必須先在樹幹劃下切口。切口處滲出汁液，暴露在空氣後凝結成固體。隨後，這些紅棕色的樹脂塊，通常會被浸泡在溶劑或酒精中，得到質地較輕薄的樹脂溶液（resinoid）——嚴格來說，樹脂溶液並不算是精油。也是因為如此，在購買安息香時，最好選擇未混摻、半固體狀的安息香，每次需要時將瓶身浸泡在熱水中再取用。

幾世紀以來，安息香在遠東地區都是製香和醫療使用的材料，中醫用安息香來處理寒濕性的呼吸道和尿道不適。古希臘羅馬的人們，則經常在乾燥花中加入安息香樹脂塊磨成的粉末。安息香在中世紀歐洲被稱為「班傑明香膠」（Gum benjamin），是製作「修士藥水」（Friar's Balsam）的關鍵成分。人們將修士藥水塗在乾裂疼痛的肌膚上，也用蒸氣吸入的方式，用來舒緩呼吸道的不適。的確，法國人認為安息香是一種治肺良藥（baume pulmonaire），他們會燃燒安息香脂、吸入煙氣，來舒緩久咳不癒或支氣管炎等情況。

安息香氣味香甜、溫暖且富含樹脂氣息，是一種後調類香氣，也因此帶有強烈的土元素特質。沒錯，在所有精油當中，它是最重要的脾胰陽虛用油之一，也能改善疲憊倦怠、四肢冰冷、食慾不振和腹脹等情況。針對此類情況，可用安息香搭配荳蔻、薑和大西洋雪松來使用。安息香具有抗感染的特質，因此也很適合用來處理寒濕性的尿道感染——也就是伴隨著絞痛、尿色淡白與混濁的膀胱炎

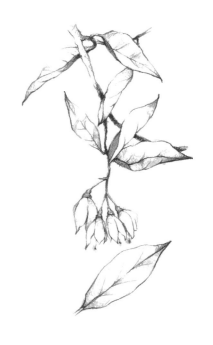

安息香（Benzoin）

Styrax benzoin

植物科屬：安息香科。

萃取部位：樹脂。

香氣：樹脂、香脂、香甜、濃郁、如香草。

能量屬性：溫性、乾性。

五行屬性：土元素。

效用特質：抗卡他（上呼吸道黏膜炎）、抗感染、收斂、鎮定、祛風（消脹氣）、幫助傷口癒合、溫和利尿、祛痰、幫助外傷復原。

使用禁忌：無毒性、無刺激性。

和尿道炎。

安息香能安撫呼吸道，幫助排出痰液，因此很適合用來處理寒性的卡他型呼吸道症狀，也就是痰液呈透明或白色的慢性支氣管炎和氣喘。安息香的修復特質，使得它特別適合用來緩解令人疼痛的咳嗽與喉嚨痛，尤其是症狀伴隨聲音沙啞或失聲的時候。如遇喉炎，可以搭配藍膠尤加利、茶樹和快樂鼠尾草一同調入基底乳霜，塗擦在喉嚨部位。

安息香同時有修復傷口、幫助外傷復原的作用，因此很適合用在皮膚乾裂、凍瘡、凍傷與刀切傷等情況。將安息香調成油膏，可以在寒冷或潮濕的氣候地區，出色地發揮保護手部的作用。

從心理層面來看，安息香基本上是種「放鬆鎮定」的精油。更具體地說，它通常能用來處理脾陽虛導致的思慮過多與擔憂，脾是掌管五神之「意」（思維）的器官。安息香濃厚、香甜、安撫人心的香氣，能軟化心智的「稜角」，輕輕地讓神遊的意識從困頓的思緒中「安穩紮根」。安息香特別適合用來處理神經緊張，以及因精疲力竭而加劇的憂慮。

安息香也很適合用在需要穩定和加強鞏固的時候，無論是在身體上，或是情緒翻攪之時。這也是為什麼，走在「靈性道路」上的人們特別適合使用安息香，因為它能幫助人們在冥想、沉思或禱告時，更穩定地專注心智。也是因為如此，直到今日，安息香仍然是佛教和印度廟宇的重要製香材料之一。

安息香能使人平靜、回到中心、重拾信心，因此很適合在情緒上需索依賴、感覺受到忽視的人使用——這通常意味著土元素的不足。安息香在占星學上和金星，也就是代表愛的行星有關；它溫暖、香甜、滋養的特質，能支持並喚起我們照顧他人，以及安慰自我及他人的能力。

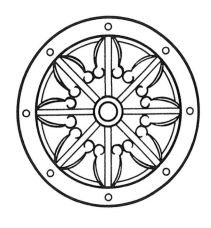

真實之輪

佛教的真實之輪（法輪，dharmachakra）也被稱為是「堅不可摧的宇宙之輪」。它展現出安息香既能在生命無常變幻時穩定心智，又能使靈魂校準於真理中心的能力。

佛手柑（Bergamot）：釋放、放鬆、提振

release / relax / uplift

佛手柑就像甜橙、檸檬和葡萄柚等柑橘類精油一樣，是透過冷壓榨法，從果皮萃取得來。佛手柑是苦橙樹的變種，樹上個頭較小的果實，會在青澀、尚未成熟時，被摘取下來蒸餾精油。佛手柑樹能長到5公尺高，葉片深綠呈卵形，星狀的花朵散發著芬芳。佛手柑樹最早源於亞洲熱帶地區，現在普遍生長在義大利南部、西西里島，以及象牙海岸地區。

據說，最初是哥倫布將佛手柑樹從大西洋加那利群島（Canary Islands）帶到西班牙。而後，又進一步傳入義大利南邊的卡拉布利亞地區（Calabria）。佛手柑為何被稱為「bergamot」，至今仍未有定論。這個名字可能來自義大利倫巴底（Lombardy）地區的貝加莫城（Bergamo），因為這是最早萃取佛手柑精油的產地；也可能是因為，佛手柑果的形狀長得很像名為「bergamot pear」的一種香梨。

佛手柑是義大利民間重要的療癒藥方，從十六世紀起，就普遍出現在好幾種抗菌、退熱的歐洲草藥配方當中。在拿破崙時代，佛手柑尤其是廣受歡迎的香水成分，甚至成為經典古龍水中的關鍵成分。

現在，我們可以在市面上買到去除了呋喃香豆素的佛手柑精油；佛手柑精油中的香豆素成分，會提高肌膚對陽光的敏感度。這類成分具有「光毒性」，因為它們能穿透皮膚的細胞核，當皮膚接觸到紫外線，就有可能造成傷害。

佛手柑就像所有的柑橘類精油一樣，有清涼、清新、抗憂鬱的效果。它能溫柔地讓人放鬆下來，又能顯著地恢復活力、提振心情，這樣的效果，不僅來自它美妙、清新的花果香氣，也是因為佛手柑有順氣、理氣的作用。佛手柑精油的能量特質與它和諧**肝氣**的作用有直接的關係。肝氣和諧能使生命能量在身體／心理層面自由舒展、維持均衡的流動。

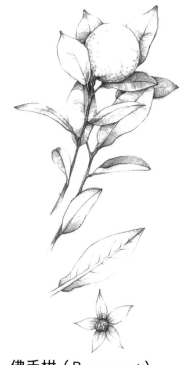

佛手柑（Bergamot）

Citrus aurantium ssp. bergamia

植物科屬：芸香科。

萃取部位：果皮。

香氣：香甜的果香、清新的柑橘香、綠香、幽微的花香。

能量屬性：涼性、乾性。

五行屬性：木元素。

效用特質：抗細菌、抗憂鬱、抗感染、抗痙攣、鎮定、祛風（消脹氣）、促進消化、健胃。

使用禁忌：具有光敏性。即使使用稀釋過的佛手柑精油，也必須避免在12小時內接受日光直射或紫外線助曬。

當氣受到干擾、無法順暢流動，並進一步影響到消化時（暴飲暴食與神經緊張是常見的起因），就可能出現腹脹、消化不良與腹部絞痛等情況。此時，用佛手柑精油搭配芫荽、洋甘菊和甜茴香，可以疏通胃部和腸道的氣滯，促進氣的循環。佛手柑精油特別適合用在神經性消化不良，以及情緒壓力導致的食慾不振。

雖然佛手柑精油也可以用來處理生殖泌尿道的感染和皮膚疾病，它最主要的療癒價值仍在於神經系統的調節。佛手柑深深安撫、溫和滋補的作用，使得它具有抗痙攣的特質，並且能紓解神經性的憂鬱與焦慮。義大利學者鮑羅‧洛維斯帝（Paolo Rovesti）曾在文獻中詳細記載佛手柑精油為精神病患在心理方面帶來的功效。

佛手柑精油在心理層面的效用，同樣源自於它疏散氣滯、順氣理氣的功能。當身體出現氣滯，就可能導致緊繃、易怒、灰心挫折，要是氣滯一直未被疏散或「處理」，就可能變得憂鬱。氣滯型憂鬱，就是來自不斷累積的壓力和長年壓抑的情緒。其中，最常見的就是不被表達出來的憤怒——這也是肝臟和木元素掌管的主要情緒。當憤怒和挫折感不被向外表達，便會轉而向內壓迫五神之魂（乙太體靈魂），進而阻止氣的自由流動，使心智和精神更加壓抑、沮喪。

佛手柑精油就像真正薰衣草一樣，能幫助幽禁的情緒被釋放出來——這樣的情緒不只令人憂鬱，還可能導致失眠、焦慮和突然的情緒波動。除此之外，它也能重新引導神經能量的方向，幫助人們脫離不事生產或成癮的習慣，重新找到自動自發、樂觀積極的自己。佛手柑精油能讓我們放鬆，也幫助我們「放手」。

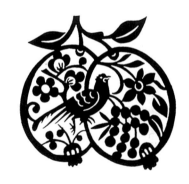

喜鵲

圖片裡這駐足果實中的鳥兒，在中文裡稱為喜鵲，也就是喜悅之鳥。人們相信，喜鵲歡欣的鳴叫，不僅能使心情愉快，還會帶來好運。佛手柑精油就像喜鵲，為人們帶來開心、無憂、自由自在的感受。

藏茴香（Caraway）：堅定的決心、自信地承諾

Steadfast determination / confident commitment

藏茴香是一種二年生的草本植物，株高約30至60公分。藏茴香的葉片如羽毛般細緻，頂部有細小白花組成的繖形花序。花朵在秋天結出橢圓且有紋路的種子，精油就蘊藏在這種子之中。藏茴香和甜茴香、芫荽和小茴香等植物同屬於繖形科，這個族群的植物，都擅長產出芬芳的種子。

藏茴香原生於歐洲、西伯利亞和北非地區，目前在荷蘭與東歐有大規模的商業栽種。人們種植藏茴香，主要用於烹飪。藏茴香籽是中歐料理中標誌性的調味料，普遍用在麵包、蛋糕、起司和各式蔬菜料理中。「藏茴香」（caraway）這個名字是來自阿拉伯文中「種子」（al-karwiya）這個字。

人們曾在瑞士湖區的新石器時期遺骸中，發現藏茴香籽的化石。由此可見，人類使用藏茴香的歷史已有至少八千年的歷史。古埃及人用藏茴香進行儀式和料理，羅馬人則將藏茴香籽浸於糖中，製成「蜜餞」（comfit）——在餐後食用，能幫助消化、除脹氣。

在《簡單療癒配方》（*On Simple Remedies*，西元165年）一書中，希臘醫師蓋倫將藏茴香歸為「等級三」的熱性、乾性藥材，反映出藏茴香精油辛香、溫暖且激勵振奮的特質。卡爾佩伯則將藏茴香對應到占星學中的水星。水星掌管移動與思考，對應水星的精油都有促進生命能量循環、激勵消化、活化心智的作用。卡爾佩伯認為，藏茴香籽「能改善所有寒冷型的頭部、胃部與腸胃問題」。

從中醫的角度來看，藏茴香精油能促進胃部與腸道之氣的流動、紓解痙攣，並促進腸胃蠕動（幫助肌肉功能順暢運作）。藏茴香適合用在腹脹、消化不良、噁心想吐、打嗝與脹氣等情況。針對上述情況，可以用藏茴香搭配甜茴香、甜橙與甜馬鬱蘭使用。

熱性的藏茴香精油氣味香甜，能振奮活力，還可以

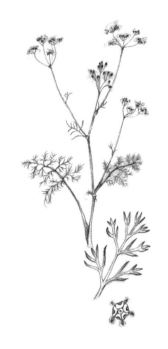

藏茴香（Caraway）

Carum carvi

植物科屬：繖形科（傘形科）。

萃取部位：種子。

香氣：濃重、辛香、溫暖的苦甜味、類似大茴香。

能量屬性：熱性、乾性。

五行屬性：土元素（以及水元素）。

效用特質：抗細菌、抗卡他（上呼吸道黏膜炎）、抗感染、抗痙攣、輕瀉、祛風（消脹氣）、促進消化、溫和利尿、通經、祛痰、健胃、補身、驅蠕蟲。

使用禁忌：無毒性，可能輕微刺激黏膜。

強化脾胰的陽氣。它能促進脾臟「運化」的能量功能，幫助減少體內濕氣形成（多餘的溼氣），也可以減少痰液孳生。因此，藏茴香就像杜松漿果和甜茴香一樣，很適合體重過重、疲倦或身體寒涼的人們使用。

從傳統象徵的意義來看，藏茴香是一種祝聖藥草（Herb of Consecration）。這表示，人們認為它具有授予神聖的力量——能反映在人們的意念和直覺想法當中。當我們宣告某物是神聖的，那代表一種感知上的轉換——我們不再將它視為生死可期，而是永垂不朽的。

因此，藏茴香籽經常被加在婚禮蛋糕中，用來祝賀新人結為連理；此外，蒸餾過的藏茴香製劑也是中世紀愛情靈藥的成分之一，用來激勵堅貞不渝的愛情、確保彼此忠誠。同樣地，人們也認為藏茴香籽有助於留住財物，只要在物品中放入藏茴香，就能避免遭到竊盜。

心理層面上，藏茴香特別適合用在那些成長過程中，周圍環境的情緒氛圍較不穩定的人身上。雖然這樣的孩子在長大後，可能會在情感上尋求年幼時未能獲得的穩定感，但那動盪波折的童年記憶，會一直停留在潛意識裡，以至於當他（她）進入一段情緒親密的關係，並且需要給承諾時，內心的動盪不安又會再度浮現。通常，當事人會羞於面對這樣的情況。那不熟悉的穩定感令他（她）們害怕，既懷疑它的真實性，也不確定自己是否有能力維持。

藏茴香能透過強化身體的土元素，讓我們回復「歸於中心」與保持穩定的能力。它能鞏固心智，讓水星般的心智「回到現實」，帶來自信的感受。當我們一心汲汲尋找快速簡單的解決之道，而使原本堅定不移的信念與決心被動搖，就是該向藏茴香求助的時候了。

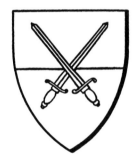

騎士之劍

在奧秘學圈子裡，人們將藏茴香獻給代表正直、真實的騎士之劍，也象徵用意識駕馭魯莽的衝動。

荳蔲（Cardamom）：食慾、穩定、滿足感

appetite / stability / contentment

荳蔲是一種長得像蘆葦的多年生草本植物，植株可達三公尺高。荳蔲的葉片呈長橢圓形，小小的黃色花朵帶有紫色唇瓣，淡黃色的果實中有紅棕色的卵形種子。荳蔲精油就在種子之中。荳蔲原生於斯里蘭卡和印度南部，只要能有庇蔭，在潮濕的森林或海拔750至1500公尺的山坡林地上，都能旺盛地生長。

三千年來，荳蔲是中醫和印度傳統阿育吠陀療法大量使用的藥材。荳蔲於西元前四世紀傳入希臘，包括有西洋醫學之父之稱的希波克拉底，也曾用荳蔲進行治療。十七世紀，英國草藥學家威廉·科爾（William Cole）將荳蔲譽為「種子之首」，認為「它能推引頭部和胃部的寒濕體液。」

一般認為，荳蔲（cardamom）的英文名稱來自阿拉伯文的「hehmama」，這個字在梵文中，是熱辣之物的意思。從這個角度來看，荳蔲在印度、歐洲和中東地區，一直都是非常重要的料理香料。這些地區的人們將荳蔲稱為「天堂的糧食」。

傳統上，人們用荳蔲來處理各種疑難雜症。包括水分滯留、咳嗽，以及各式各樣的神經疾患。東方人甚至用荳蔲來催情。

荳蔲精油的療癒特性很接近藏茴香與甜茴香。雖然荳蔲可以滋補全身的氣，但最重要的用途還是處理消化不適，尤其是因胃部與腸道氣滯引起的不舒服。

荳蔲可以促進消化道氣的移動，因此有祛風（消脹氣）與抗痙攣的效果：它能幫助舒緩消化不良、噁心嘔吐、腹脹、腹絞痛、打嗝與脹氣等情況。印度人常在飯後嚼食荳蔲來「促進口氣芬芳」，說明它對於中和口臭也有很高的價值。

荳蔲之所以能強身健體，是因為它能健脾胰之氣。脾臟和胰臟，是身體中主要負責將食物和水分轉化為氣與血的器官。脾氣虛會使人疲憊倦怠、食慾不佳、便似溏泥（

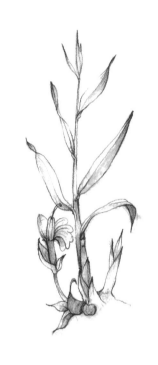

荳蔲（Cardamom）

Elettaria cardamomum

植物科屬：薑科。

萃取部位：種子。

香氣：溫暖、辛香、香甜、香脂，帶些許樟腦味。

能量屬性：溫性、乾性。

五行屬性：土元素。

效用特質：抗卡他（上呼吸道黏膜炎）、抗感染、抗痙攣、輕瀉、鎮定、祛風（消脹氣）、促進消化、祛痰、滋補神經、滋補性能力、刺激唾液分泌、健胃、補身。

使用禁忌：無毒性、無刺激性。

不成形），這種時候，就可以考慮使用荳蔻精油。

　　從荳蔻溫暖香甜的氣味，可以看出它對脾胃的功效；同樣地，它辛辣而帶點樟腦的氣息，也表示它能激勵肺氣。尤其當消化功能虛弱，導致支氣管累積痰液、咳喘難平時，荳蔻能發揮很好的祛痰與抗卡他效果。

　　荳蔻也是一種利腦的精油，對於大腦和神經系統有溫和的滋補作用。從能量來看，荳蔻能支持脾臟存放身體之意（思維）（脾藏意），並提升頭部的氣。荳蔻和快樂鼠尾草與甜馬鬱蘭精油一樣，都能在意志消沉時幫助提高注意力，並幫助人們從擔憂和緊張中放鬆下來。將荳蔻與其他土元素精油搭配使用，能帶來穩定與平衡的效果。

　　因此，從心理層面來看，荳蔻精油很適合用來改善土元素失衡造成的問題：例如注意力不足、思慮過多、擔憂，尤其若伴隨神經衰弱的情況，更適合使用。當我們的心因為擔憂而變得沉重，或被各種責任不斷測試著忍耐的極限，荳蔻能幫助我們放鬆下來，再一次堅定我們的決心。我們可以從一個更精微的角度，把荳蔻催情、促進食慾的效果，想成是幫助我們重新恢復「對生活的食慾」。每當我們感到走投無路、不受眷憐，當我們害怕無法實現自己的所願，荳蔻精油提醒我們，生命本來就是豐盛的，幫助我們重新找回滿足。

　　荳蔻在占星學對應的是金牛座，金牛座是穩定和口腹之慾的象徵，為我們帶來生活在地球的真實感，幫助人們融入自己身處的世界。同時，荳蔻也能提振情緒與精神，讓我們重新對生活與生命感到渴望。

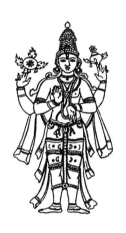

維護之神──毗濕奴（Vishnu）

毗濕奴是印度教中的維護之神，能反映出荳蔻精油支持與維持存續的品質。毗濕奴的第八世化身就是黑天神克里希那，祂和牧羊女拉妲（Radha）的戀情被視為是每日生活被神化的象徵。

大西洋雪松（Cedarwood）：力量、耐力、確信感

strength / endurance / certainty

大西洋雪松是一種高大且冠幅廣闊的大型長青樹，樹高可達40到50公尺。一般常見的大西洋雪松精油，來自紅棕色的木質部位。大西洋雪松的針葉呈灰綠色，沿著較粗的枝幹或小枝條一簇簇生長。棕色的毬果是圓柱形，大約可長到8公分長。

大西洋雪松（*Cedrus atlantica*）原生於阿爾及利亞與摩洛哥一帶的亞特拉斯山脈，它和聖經提到的黎巴嫩雪松（*Cedrus libani*）是近親關係。不過，不應把大西洋雪松與北美地區的維吉尼亞雪松（*Juniperus virginiana*）混淆，從植物科屬來看，這是兩種完全不同的植物，各自能萃取出不同的精油。

幾世紀以來，在中東地區用來建造廟堂、船隻與宮殿的雪松木，是黎巴嫩雪松。這種木材之所以成為熱門的建築材料，是因為其中有高含量的精油。這使得雪松木不易受到蟲蛀或黴菌的侵襲，並且和檀香木一樣不容易腐敗。因此，古埃及人用雪松木製棺，在製作木乃伊的過程中，也會加入雪松精油。除此之外，埃及人也用雪松作為儀式用的焚香，以及化妝和香氛的材料。

從文獻來看，聖經中多次提及雪松木，在《雅歌》（*Song of Solomon*）中也提到用雪松木來建造所羅門王的聖殿。於是，雪松逐漸成為豐盛、多產、靈性力量的象徵；「cedrus」這個字就是來自阿拉伯文中的「kedron」，代表「力量」。

的確，大西洋雪松是一種能強化、強健的精油，能發揮強大的補氣作用。大西洋雪松可以滋補腎氣與脾胰之氣，可以用來調理一般性的疲憊倦怠、神經虛弱、腰痛與無法專注等情況。

同時，大西洋雪松也是一種疏通淤塞的精油，它能促進淋巴排毒、刺激體內脂肪分解。除此之外，它還有溫和

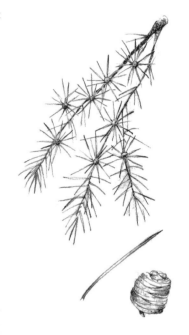

大西洋雪松
（Cedarwood）

Cedrus atlantica

植物科屬：松科。

萃取部位：木質。

香氣：木質、香甜、香脂，有些許樟腦味。

能量屬性：溫性、乾性。

五行屬性：水元素。

效用特質：抗細菌、抗卡他（上呼吸道黏膜炎）、抗感染、抗皮脂分泌、促進動脈再生、收斂、鎮定、幫助傷口癒合、溫和利尿、祛痰、幫助分解脂肪、疏通淋巴阻塞、補身。

使用禁忌：無毒性、無刺激性。

的利尿作用，因此可以用來消解體重過重、橘皮組織與水腫等情況。大西洋雪松是一種收斂型藥方，能排除體內的寒濕，因此也可以用來處理經常伴隨腹瀉的腹脹感。

大西洋雪松因為有著疏通淤塞與防腐抗菌的效果，因此也很適合用來改善生殖泌尿道和呼吸道的感染——當然，前提是患者必須是寒濕體質。對於絞痛的膀胱炎和尿道感染，可以將大西洋雪松與藍膠尤加利、百里香和真正薰衣草搭配製成油膏，塗擦在下腹部位。

大西洋雪松也可以用來調理皮膚和頭髮，幫助改善皮膚出油、青春痘、頭皮屑，以及頭皮脂漏性皮膚炎的問題。

大西洋雪松可以強腎，這樣的能量作用和心理層面有關，因為它能強化並鞏固五神之志（意志）（腎藏志）。同樣是激勵人們的意志力，相較於鼓舞人們採取行動的薑，大西洋雪松的作用更在於堅定信念與決心，即使外在風聲鶴唳、侵擾不斷，也能穩定不移。

因此，大西洋雪松精油可以在危機時刻，為我們帶來無可撼搖的力量。它能穩定意識與心智，幫助我們在遭遇突發事件或強烈的情緒波動時堅勇抵擋，不會因此喪失自信和鬥志。它能在我們感到和世界疏離，或是狀態不穩時，讓自己「振作起來」——例如，當我們在異國遭遇「文化衝擊」，或身陷詭異的窘境時。

從更精微的角度來看，大西洋雪松就像藏茴香一樣，可以幫助我們找回靈性上的確定感。藏茴香能在意志上強化堅定不移的決心（以魔法的騎士之劍為象徵），大西洋雪松則是支持意志的轉化力量，並被用來代表魔法權杖。大西洋雪松深邃剛強的木質香脂氣味，能幫助你我把負面或受侵脅的情境，轉化成滋長力量、尋得智慧的生命經驗。

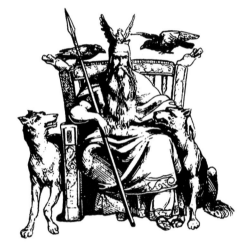

黑夜的怒神——奧丁（Wotan）

北歐人會用雪松祈請奧丁之魂降臨，做法是透過燃燒雪松線香，或直接點燃雪松的樹枝或木條。這位獨眼之神象徵風暴、神奇法力與豐收，祂能激起並強化我們抵禦險惡氣候環境的本能，並在困境中依然有創造的能力。

洋甘菊（Chamomile）：回復平靜、輕鬆接受

calm control / easy acceptance

有幾個不同品種的草本植物都被稱為洋甘菊，它們幾乎都是葉如細羽、花似雛菊的植物。其中，最常被用來蒸餾為精油的兩種，分別是羅馬洋甘菊（拉丁學名為*Chamaemeleum nobile* 或*Anthemis nobilis*，英文俗名Roman、common 或 noble chamomile），以及德國洋甘菊（拉丁學名為*Chamomilla recutita*或*Matricaria chamomilla*，英文俗名German或wild chamomile）。這兩種洋甘菊精油的療癒效用和心理特質雖不完全一樣，卻有許多相似之處。

幾世紀以來，羅馬洋甘菊都是歐洲常見的藥材、薰劑和裝飾用花。在古埃及時代，它是獻給太陽神拉（Ra）的重要植物，而在西元前四世紀的希臘，希波克拉底則用它來為人們退燒。在英國都鐸王朝時期，羅馬洋甘菊是能帶來芬芳的鋪地香，人們將它散放在地板上，為家中增添美妙的香氣。

洋甘菊的英文俗名「chamomile」來自希臘文的「kamai」和「melon」，意思是「磨碎的蘋果」，因為羅馬洋甘菊有像蘋果一樣的香氣。西班牙文中，洋甘菊這個字是「manzanilla」，也是「小蘋果」的意思。另一方面，德文洋甘菊的「Matricaria」則來自拉丁文的「*matrix*」，意思是「子宮」，反映出德國洋甘菊自古以來擅於調理女性經期問題的特質。

從中醫的角度來看，羅馬洋甘菊和德國洋甘菊有兩個共通的作用。首先是順氣、理氣。洋甘菊可以調節體內氣的流動，幫助舒緩神經、疏解痙攣、消除疼痛。這使得洋甘菊很適合用來緩解長期累積的慢性緊張和失眠、神經性消化不良與噁心想吐、便祕與腸躁症，以及頭痛和氣喘等情況。將洋甘菊搭配絲柏與快樂鼠尾草精油，可以幫助紓解經期將至的緊繃，以及經期間的疼痛。在這兩種洋甘菊當中，羅馬洋甘菊精油特別能發揮出色的抗痙攣、止

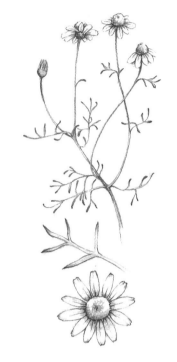

洋甘菊（Chamomile）

羅馬洋甘菊_Chamaemeleum nobile_
德國洋甘菊 _Chamomilla recutita_
植物科屬：菊科。
萃取部位：開花的植株頂端。
香氣：羅馬洋甘菊（Chamaemeleum nobile）氣味香甜溫暖，草本香氣帶些許果香；德國洋甘菊（Chamomilla recutita）也有乾草的香甜，但苦味更明顯。
能量屬性：涼性、濕度中性
五行屬性：木元素
效用特質：止痛、抗過敏、消炎、抗神經痛、抗寄生蟲、抗痙攣、鎮定、祛風（消脹氣）、促進消化、明目、健胃。
使用禁忌：無毒性、無刺激性。

痛和袪風（消脹氣）的效果。

　　除了眾所周知的安撫鎮定效果之外，這兩種洋甘菊的第二個共通作用是清熱、消炎。這是為什麼德國洋甘菊特別有助於消除胃炎、神經炎、膀胱炎、類風溼性關節炎與耳朵疼痛。德國洋甘菊是最重要的肌膚用油之一，可以搭配真正薰衣草與天竺葵來緩解皮膚炎、濕疹與皮膚搔癢的情況。

　　要了解洋甘菊的心理作用，很重要的是掌握它作用於太陽神經叢的能量效果。太陽神經叢是身體主要的神經中樞，位置在胃部周圍。胃在腸與心之間，也就是說，太陽神經叢就落在「本能直覺」（腸）和「同理心」（心）之間的位置，是代表心理需求與渴望最重要的中心。太陽神經叢代表我們對掌控與滋養的衝動與渴望，也代表我們對自我價值和受到認可的不倦追求。對應到木元素的特質，太陽神經叢能傳遞自我的衝動，並透過自我控制的力量，將它們引導到自我實現的道路上。

　　洋甘菊精油可以舒緩各式各樣的神經緊張，但它最大的療癒價值，在於紓解因太陽神經叢長期積累緊張而造成的問題。當太陽神經叢累積過多張力，我們的情緒需求和想望會被大大強化，若是這些需求未被滿足，就可能使人煩惱、易怒。我們或許會更努力去嘗試、更用力想抓住──在害怕「失控」的地方「過度掌控」。接著，又會批評自己太軟弱、太幼稚，或者情緒化地責怪那些被我們賦予過多期望的人。

　　洋甘菊能紓解自我慾望帶來的過多壓力──以及經常隨之而來的挫折、憎恨和憂鬱感受。那溫暖似蘋果的香氣，能帶來滿足感，而一絲苦味，則為我們帶來現實的提醒，讓我們冷靜下來。這兩種洋甘菊都能幫助我們放下執著的期望，平靜地承認自身的限制，進一步接受他人能給予的幫助與支持。而後，更「陽光」的面向便會浮現。

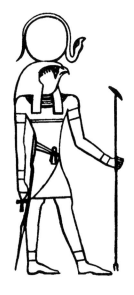

埃及太陽神──拉（Ra）

人們總用洋甘菊來召喚與太陽相關的神祇，例如埃及的太陽神拉（或造物者）。洋甘菊在古埃及是重要的藥材，它能幫助個人重新回歸完整，象徵太陽神拉無所不在。

快樂鼠尾草（Clary Sage）：恢復活力、釐清、激發靈感
revitalize / clarify / inspire

快樂鼠尾草是一種二年生或多年生的草本植物，株高可達30至120公分。它心型的葉片有毛髮覆蓋，會開出無數淡藍色、薰衣草粉色或白色的花朵。快樂鼠尾草在植物學上歸於鼠尾草屬，這個屬底下有約450種堅韌的長青亞灌木，全都原生於歐洲南部。快樂鼠尾草遍布整個歐洲，既生長於野外，也被栽培於庭院中。

快樂鼠尾草英文俗名中的「clary」來自拉丁文中的「*clarus*」，意思是清澈（clean）——對應到快樂鼠尾草用於舒緩眼部不適的重要作用。過去，人們會將快樂鼠尾草籽浸泡成的藥草茶敷在眼睛上，舒緩眼睛疲勞或酸澀的情況。快樂鼠尾草的屬名「*Salvia*」，是來自拉丁文中的「*salvere*」，意思是「拯救，或療癒」。這不僅說明了常見鼠尾草（common sage）聲名遠播的療癒、延壽效用，也是為什麼羅馬人將鼠尾草稱為神聖藥草（herba sacra）。

以精油來說，常見鼠尾草（Salvia officinalis）精油有重要的使用禁忌，因此使用時必須謹慎。由於鼠尾草精油中含有高達50％的側柏酮（一種可能造成毒性的酮類成分），因此，它並不是一種適合日常使用的精油。相對地，快樂鼠尾草精油則相當安全，在日常生活中可以正常使用，也是芳香療法中使用率極高的精油之一。

其中原因在於，快樂鼠尾草和甜馬鬱蘭精油一樣，能安撫緊張，同時幫助人們從疲憊中恢復活力。從中醫的角度來看，快樂鼠尾草精油既能補氣，又能順氣、理氣，幫助舒緩「凝滯」的氣，促進氣的循環。因此，它既是極佳的強身用油，也是解痙攣的重要用油。

由於快樂鼠尾草同時具有調節、抗痙攣和止痛的作用，它和真正薰衣草一樣，很適合用來舒緩肌肉僵硬、抽筋、腿部疲憊與痠痛，以及頭痛和偏頭痛等情況。快樂鼠尾草也能理順胃部和腸道的氣，幫助消除腹脹、脹氣和腸躁症。除此之外，快樂鼠尾草在婦科的重要性等同絲柏，

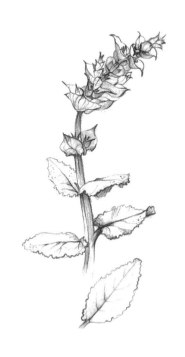

快樂鼠尾草（Clary Sage）
Salvia sclarea
植物科屬：唇形科。
萃取部位：開花的植株頂端與枝葉。
香氣：溫暖、樟腦、苦甜、麝香，以及淡淡的辛香味。
能量屬性：溫度中性、乾性
五行屬性：金元素。
效用特質：抗細菌、抗憂鬱、抗真菌、抗感染、抗痙攣、收斂、祛風（消脹氣）、促進消化、滋補神經、滋補靜脈、健胃、滋補子宮。
使用禁忌：無毒性、無刺激性。

可以用來降低經期將至的緊繃，幫助緩解經期疼痛，甚至也可以在生產時麻木疼痛感。

　　快樂鼠尾草在呼吸系統的效用，更說明它的多才多藝。快樂鼠尾草可以強化肺氣、促進肺氣循環，因此不僅可以幫助呼吸費力、呼吸淺短的情況，還可以改善氣喘症狀。快樂鼠尾草可以幫助呼吸深長，在感覺胸悶、緊縮或無法舒展時，幫助「敞開心胸」。快樂鼠尾草也能溫和祛痰、抗感染，因此很適合搭配藍膠尤加利和歐洲赤松，來處理卡他性咳嗽、喉嚨感染與支氣管炎。

　　快樂鼠尾草的心理效用和它的能量功效緊密相關，也和它既能激勵、又能放鬆，並且在這兩者效果之間，創造出極佳的平衡有關。快樂鼠尾草是常見的強身、滋補神經用油，可以用來改善心理疲憊與神經衰弱的情況；除此之外，它也能安撫心靈、消除緊張。快樂鼠尾草既能強化，又能放鬆，不只能提振心理情緒，最著名的效果，是還能帶來興奮狂喜的感受。

　　不過，快樂鼠尾草帶來的狂喜，並不是「不紮根」或與現實脫節的那種。從它香甜的麝香、草本氣息，能看出它有貼近大地的特質，因此可以穩定心緒、帶來安心的感覺。同時，香氣中的一絲辛辣，能活化感官、驅走幻象，讓人重新回到清明的心智，就如它的拉丁名稱由來一樣。因此，快樂鼠尾草經常被用來處理情緒起伏不定、猶豫不決和情緒混亂造成的神經緊張與憂鬱。

　　快樂鼠尾草對肺部和全身之氣能帶來深刻的影響，因此它對五神之魄（身體的靈魂）有特別顯著的作用（肺藏魄）。當身體之魂因意志消沉或擔憂而受到影響，人們對於自己的生命目標就容易「找不到感覺」，或者無法清晰「看見」此刻的現狀。當我們陷入焦躁、汲汲尋求的思緒當中，就容易和靈魂失去連結，更無法獲得它本能直覺的洞見。快樂鼠尾草能幫助我們釋放身體的限制，重新恢復本能和直覺的流動性，因此使靈感更順暢流動。

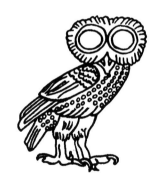

象徵智慧的貓頭鷹

雖然貓頭鷹在凱爾特（Celtic，蘇格蘭與部分英國地區）、基督教、埃及和中國神話中代表死亡，但對於希臘、羅馬和美國原住民來說，卻是智慧的象徵。快樂鼠尾草能為我們帶來睿智和洞見，幫助我們接受失去。

芫荽 (Coriander)：輕盈中穩定、平靜中創造

joyful stability / calm creativity

芫荽是一種粗壯的一年生草本植物，能長到30至90公分高。芫荽亮綠色的葉片形狀細緻，開秀麗的白色花朵，一串串細小的圓形果實，會隨著成熟從綠色轉為棕色。芫荽原生於地中海地區和亞洲西部，目前在世界各地均有商業栽培，在溫帶地區更是遍生的野草。芫荽葉與芫荽籽都能萃取精油，芫荽籽精油主要產於俄羅斯、羅馬尼亞和越南。

芫荽的屬名「*Coriandrum*」來自拉丁文的「*koros*」，意思是「床上的蟲」。原因是新鮮芫荽葉獨特的臭味，就像床上的蟲一樣。

芫荽籽一直是廣受人們歡迎的芳香劑，也是重要的料理香料，使用時間早不可考。人們種植芫荽已有三千年的歷史，在中世紀歐洲藥典、希臘文獻、聖經和早期梵文經典中，都能看到芫荽的記載。根據埃及醫典埃伯斯紙草文稿（Ebers papyrus）的記載，古埃及人會將芫荽和新鮮大蒜浸泡於酒中，飲下這樣的酒帶來催情效果。人們相信芫荽藏有幸福快樂的秘密，因此芫荽也被用來獻給神，在埃及法老圖坦卡門和拉美西斯二世的墓穴中，都能看到芫荽籽的蹤跡。

芫荽也是一種土生土長於聖地（The Holy Land）的植物。古時候，希伯來人將芫荽視為是上帝賜給以色列子民、拯救了生命的神奇食物嗎哪（manna），也是逾越節（the Passover）時食用的苦菜之一。傳統中醫將芫荽視為健胃補腎的良藥，中國古代則用芫荽菜來延年益壽、紓解疼痛。

芫荽在中世紀歐洲是人們眼中的催情良藥——女巫們會用芫荽來施作愛情魔法、製作愛情藥劑。在英國都鐸王朝，芫荽則是調製「希波克拉斯酒」（Hippocras）的材料之一，人們在婚禮或節慶時飲用，提高興致和精神。

從能量的角度來看，芫荽屬溫性、乾性，和其他繖形科植物精油（例如藏茴香或甜茴香）一樣，有幫助消化、

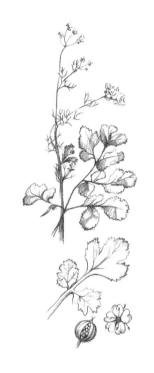

芫荽 (Coriander)

Coriandrum sativum

植物科屬：繖形科（傘形科）。

萃取部位：壓碎的成熟種子。

香氣：溫暖、辛香、木質、香甜與淡淡的樟腦味。

能量屬性：溫性、乾性。

五行屬性：土元素（以及火元素）

效用特質：止痛、抗細菌、抗憂鬱、抗感染、抗痙攣、輕瀉、祛風（消脹氣）、促進消化、滋補神經、健胃、補身。

使用禁忌：無毒性、無刺激性。

祛風（消脹氣）的作用。

　　芫荽能促進胃部與腸道之氣循環流動，因此，芫荽籽精油用於消化系統能很好地發揮解痙攣的作用，也能幫助提振食慾，改善消化不良、腹脹和脹氣等情況。

　　芫荽也可以用在**疼痛阻滯**的部位，幫助循環身體之氣並驅走身體的寒冷——例如退化性關節炎、神經痛和風濕性疼痛，都是能量上阻滯並造成疼痛的例子。用芫荽搭配甜馬鬱蘭與快樂鼠尾草，可以舒緩肌肉疼痛、改善肌肉僵硬等情況。

　　芫荽籽精油就像荳蔻一樣，能強化脾臟、胰臟和胃的功能，因此能達到活化五神之意（思維）的效果。這也說明為什麼芫荽具有滋補神經的特質。由於芫荽能強化身體之氣、強化神經，因此經常用在一般性虛弱、心理疲憊和神經耗弱等情況。

　　由於芫荽能作用於脾、胃與五神之意（思維），因此屬於五元素中的土元素。同時，它辛香中帶著麝香的氣味，和令人歡快甚至催情的效果，使得它也具有火元素的特質。芫荽既能帶來溫暖、木質的寧靜感受，又有胡椒般激勵人心的氣味，因此它既能安撫，也能提振，很適合用來調理伴隨著擔憂、焦慮和思慮過多的神經性憂鬱症。也因此，在占星學上，芫荽既對應激勵振奮的火星，也對應安定撫慰的月亮。

　　傳統上，芫荽是一種防護藥草（Herb of Protection），也是永生藥草（Herb of Immortality）。芫荽就像藏茴香一樣，能帶來安全、平靜和腳踏實地的感受。不過除此之外，它同時也為人們帶來隨興而為的熱情。也就是，在尋求穩定的同時，不忘重視樂趣。

　　基於以上，芫荽籽精油最適合用在那些思緒複雜、充滿創意，卻對每日可期的生活瑣事感到難以應付的人們身上。雖然這些人需要穩定性與情緒上的安全感，他們尋求的寧靜卻必須出於熱情，不只是自我保護而已。

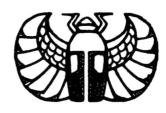

埃及聖甲蟲

偉大的聖甲蟲推著熱烈的太陽，走在天空的行進道路上。聖甲蟲在埃及文化中象徵豐饒、男子氣慨與神聖的智慧，恰恰反映出芫荽籽精油既催情又幫助靈感啟發的特質。

絲柏（Cypress）：轉化、轉變、重生

transition / transformation / renewal

絲柏是一種四季長青的柏樹，能長到25至45公尺高。雖然絲柏細小的花朵會結出圓形的灰棕色毬果，但大部分的精油，是儲藏在新鮮的深綠色葉片和細枝當中。化學家厄尼斯·岡瑟（Ernest Guenther）曾提到，絲柏「是一種帶著寧靜之美的樹木，能和諧融入地中海的風景。那深綠的枝葉和清澈的天空成對比，在湛藍的海面上刻劃出細緻的倒影。」義大利絲柏（*Cupressus sempervirens*）原生於歐洲南部，隨後流傳至北非和北美地區，目前廣泛種植於法國、西班牙與摩洛哥。

最早用絲柏來焚香和醫療的紀錄，可以追溯至古埃及的紙草文稿。當時，埃及人用絲柏來製作石棺。古希臘人將絲柏獻給冥王黑帝斯（Hades），為絲柏增添了死亡和永生的意涵。這也是為什麼地中海地區的墓園普遍種有絲柏，因為它象徵追悼和撫慰。這樣的做法已承襲數百年。

絲柏葉和絲柏毬果收斂（接合）的作用，長久以來相當受到人們看重。事實上，最早是古代的亞述人用絲柏葉來治療痔瘡，而古希臘醫師蓋倫，則建議用絲柏葉來處理內出血和腹瀉。除此之外，絲柏舒緩各種經期症狀的功效，也是自古便廣為人們所知。

從中醫的角度來看，絲柏精油的主要作用，在於活化和調節血液流動。之所以能有這樣的效果，部分是因為絲柏能修復並滋補靜脈，這是它出色的收斂功能帶來的附加效果。絲柏可以搭配快樂鼠尾草、檸檬和天竺葵等精油，製成油膏來處理痔瘡和靜脈曲張等症狀。

絲柏精油清涼而收斂的特質，能有助於減少排汗，因此將絲柏製成的體香劑用在容易出汗的雙腳，會是好用又有效的選擇。

絲柏精油能幫助血液和諧流動，這是它能調理經期不適的重要原因。絲柏是調理經痛和經血過多時，主要使用的精油。

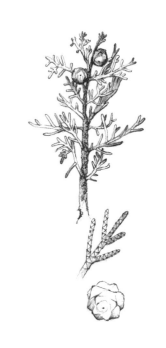

絲柏（Cypress）

Cupressus sempervirens var. stricta

植物科屬：柏科。

萃取部位：新鮮的枝葉。

香氣：清新、松樹、香脂、香甜，帶些許柑橘氣味。

能量屬性：涼性、乾性。

五行屬性：金元素（以及水元素）。

效用特質：抗細菌、抗感染、抗風濕性關節炎、抗痙攣、止汗、收斂、鎮定、除臭、溫和利尿、疏通淋巴阻塞、滋補神經、滋補靜脈、疏通前列腺。

使用禁忌：無毒性、無刺激性。

絲柏精油不只能促進血液流動，還能幫助身體之氣的循環。正如真正薰衣草等其他精油一樣，這樣的功效能有助於紓解多種身體痙攣，幫助改善抽筋般疼痛的結腸炎、經期將至的緊繃感和氣喘。絲柏也可以作為一般性解充血和排毒淨化的精油，可以用於改善青春痘、皮膚疹、淋巴淤塞和風濕性疼痛等問題。

絲柏精油具有格外獨特和深遠的心理作用。它酸澀的木質氣味，能傳遞出凝煉和穩定的感覺。同時，那清新、松杉調的辛辣味，與調節氣血循環的作用，使得絲柏很適合用在心理上經歷過渡和轉變，以及生活實際出現改變之時。這麼說來，絲柏在精微層次上最基本的作用，就是幫助我們即使經歷痛苦難捱的轉變，也能妥善應對和接受——內外在皆是。

絲柏幫助人們「接受和放手」——擁有接納和捨棄的能力——這樣的作用，能增強五神之魄（身體之魂），這也是肺部最主要的精神表現（肺藏魄）。透過消解心中的懊悔、注入樂觀的信念，絲柏能幫助我們駕馭人生浪潮的每一個高低起伏。我們可以從這個角度，來思考絲柏長久以來和死亡與追悼之間深遠的關連，以及為什麼人們認為絲柏能為哀痛之人帶來寬慰。

從占星學的角度，絲柏對應的是冥王星——象徵心理上的轉化——更進一步強化了絲柏和內在重生、內在更新的關連。從絲柏與冥王星的連結可以看出，它能將所有阻擋改變的恐懼連根拔起。因此，絲柏精油很適合內心渴望找到新方向，卻總是被同樣強大的自我懷疑感擊垮的人們（這樣的自我懷疑甚至經常是隱而不見的）。絲柏能強化內在傳導和容納的能力，因此能使壓抑的、阻礙的情緒感受，浮現到意識層面，解放那些經常被我們封鎖在內的能量。

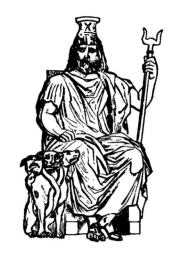

冥府之王——黑帝斯（Hades）

人們將絲柏獻給冥王黑帝斯，祂是希臘神話中的死神，和羅馬神話的冥王普魯托（Pluto）齊名。絲柏寧靜而支持的芬芳，既能安撫人們的悲傷，也能減輕遊盪於內在「暗角」的恐懼感。

藍膠尤加利（Eucalyptus）：樂觀主義、敞開、自由
optimism / openness / freedom

尤加利是一種長青樹種，樹高可達100公尺高，因此是世界上最高聳的樹種之一。尤加利矛尖狀的葉片呈淡藍綠色、厚實如皮革，樹上開白色小花，含苞時頂端有蓋狀膜片覆蓋。這片「蓋子」，就是尤加利英文名稱的由來，「eucalyptus」這個字來自希臘文中的「eucalyptos」，意思是「完好覆蓋著」。尤加利原生於澳洲和塔斯馬尼亞島，現在，它遍生於世界各地，中國是尤加利精油最大的出口國。

尤加利有超過700個不同品種，其中有500種都可用來萃取精油！除了藍膠尤加利（*Eucalyptus globulus*）之外，其他常被用來萃取精油的品種還包括：處理病毒感染的好手——澳洲尤加利（*E. Radiata*）；清涼抗風濕的檸檬尤加利（*E. citriadora*）；以及帶著薄荷氣息，適合用在黏液型結腸炎的薄荷尤加利（*E. dives piperitoniferum*）。尤加利和茶樹、香桃木、白千層與綠花白千層有著許多共通的作用，以上植物都來自桃金孃科。

澳洲原住民是最早將尤加利用於治療的民族，他們用尤加利來處理感染和發燒，尤其透過薰蒸的方式使用。接著，法國自然學家狄·拉比拉迪爾（De Labillardiere）發現這特別的樹種，尤加利「退燒樹」的名聲一傳千里，便接著被栽種在阿爾及利亞境內最潮濕而瘧疾肆虐的地區，因為尤加利的樹根對土壤有強大的乾燥作用，而且能強力抗感染。人們不僅嗅聞尤加利精油來對抗瘧疾，尤加利樹也把當地最潮濕的土地，變成了最乾燥的地域。

尤加利精油主要用於祛痰、抗卡他，也因此，它主要的作用部位在呼吸系統。尤加利辛辣而近乎樟腦的氣味，在它大顯身手、清除肺部痰液時，也同時在運作。它抗細菌、抗病毒的效果，使得尤加利也適合用來處理一般性感冒、鼻竇炎、喉炎和慢性支氣管炎。尤加利可以滋補肺氣，提升整體呼吸功能、促進紅血球的氧氣吸收。

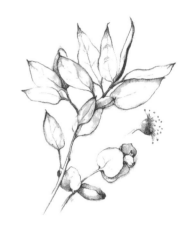

藍膠尤加利（Eucalyptus）
Eucalyptus globulus

植物科屬：桃金孃科。

萃取部位：葉片。

香氣：濃重、清新、樟腦、香脂，帶些許香甜。

能量屬性：溫性、乾性。

五行屬性：金元素。

效用特質：抗細菌、抗卡他（上呼吸道黏膜炎）、抗真菌、抗感染、抗風濕性關節炎、抗病毒、安撫平復、解充血、溫和利尿、祛痰、退熱、降血糖、增強免疫、驅蚊蟲、促進局部血液循環（皮膚發紅）。

使用禁忌：無毒性、無刺激性。

尤加利的殺菌效果還能用在生殖泌尿系統，改善膀胱炎和白帶的問題。在此，尤加利的效果在於能清除患部濕氣、減少局部充血，這樣的環境通常會是微生物孳生的溫床，也因此更容易造成感染。從這個角度和許多其他效用來看，尤加利能很好地增強免疫力，也可以和茶樹與常見百里香共同用來增強衛氣，防止感染一再發生。

　　尤加利精油激勵、解充血和疏順安撫的特質，使得它特別適合用來處理寒性、痙攣的風濕性疼痛。尤加利也可以用來舒緩肌肉疼痛與神經痛。

　　藍膠尤加利——以及所有尤加利屬植物——在心理層面上的作用，都和作用於肺部的能量功效有關。由於藍膠尤加利精油能改善呼吸、解充血並「打開胸腔」，它對於五神之魄（身體的靈魂）能帶來最直接的助益（肺藏魄）。它清新、辛辣卻疏緩人心的香氣，能驅走憂鬱、重振精神，使人重新恢復活力，對未來充滿希望。

　　從更深的層面來看，這高大而能除溼的樹種，也能幫助我們用更廣闊的角度看待生命。藍膠尤加利的氣味穿透力強且有助清潔淨化，能為我們驅走那些自己不見得全然意識到，卻因此被綑綁在環境限制中的阻滯感受。

　　藍膠尤加利精油很適合用在被情緒圍困、或被外在環境限制的人們身上——無論是家庭、職場或是整個社會。這些人雖然能察覺到，自己有擁有更大自由、體驗更多人生經驗的可能性，卻因為謹慎小心、習慣、恐懼或責任義務，而駐足不前。藍膠尤加利精油可以驅走類似情境中的負面感受，讓我們在內在「有空間呼吸」。無論藍膠尤加利為我們帶來的啟發是導致轉變發生，或帶來更多的接納，它都能把原本窒息的感覺，轉化為擴展的新生。

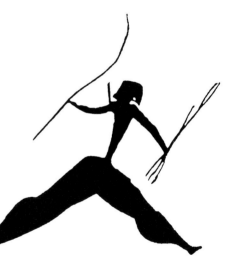

狩獵者的自由

這個狩獵者的圖像，來自喀拉哈里沙漠的布希曼族（Bushmen）。這自由的狩獵者，令人想起藍膠尤加利精油為人們帶來的生機勃勃，以及自由冒險的精神。

義大利永久花（Everlasting）：疏散、放下、原諒

unblock / relinquish / forgive

義大利永久花是一種芳香灌木，株高能達60公分。矛尖型的葉片呈銀灰色，開一叢叢細小群集的鮮黃色花朵。即便製成乾燥花，植株也能維持原本形狀，鮮黃色的花頭亮麗如昔——因此名為「永久花」。義大利永久花原生於地中海盆地，在達爾馬提亞、義大利、法國與西班牙等地生長旺盛。

義大利永久花又叫作「蠟菊」（immortelle）或「義大利稻草花」（Italian straw flower），傳統上在歐洲用來處理瘰癧（西歐中古時期常見的淋巴腺結核疾病）、氣喘、關節炎與頭痛等症狀。人們也用永久花來驅除體內蠕蟲。順勢療法用新鮮的永久花植株製成酊劑，提供給膽囊疾病或腰痛患者使用。

義大利永久花有極為獨特的治療和心理作用，因此堪稱是最強大的芳香精質之一。義大利永久花的特質，和同為菊科的羅馬洋甘菊與西洋蓍草，頗有相似之處。這三種精油都有調節體內氣流的作用，能促進膽汁流動，並且具有顯著的抗痙攣效果。這三種菊科植物也都能清熱、消炎。不過除此之外，義大利永久花還有格外獨樹一幟的療癒特性。

在各種氣滯造成的疑難雜症中，義大利永久花特別適合用來處理頭痛與偏頭痛、肌肉痠痛、神經痛和腸躁症等情況。除了有強大的抗痙攣效果，它還擅長抗卡他，因此也可以用來改善久咳不癒與氣喘等問題。

義大利永久花格外與眾不同的作用，在於它不只能調理氣滯，還能調解血流。從化學成分來看，義大利永久花含多種名為 β-雙酮的酮類化合物，這個成分是永久花能夠抗凝血的主要原因。也因此，義大利永久花可以處理任何嚴重的瘀傷，甚至是血腫（血液積聚成塊）等情況。再加上，義大利永久花可以為靜脈帶來消炎效果，因此很適合用來改善因靜脈發炎、退化導致血塊生成的血栓性靜

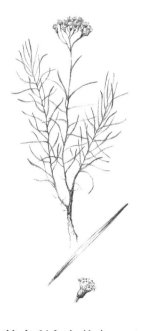

義大利永久花（Everlasting / Immortelle）

Helichrysum italicum ssp. serotinum

植物科屬：菊科。

萃取部位：開花的植株頂端。

香氣：苦甜、溫暖、馥郁，類似咖哩的氣味。

能量屬性：涼性、乾性。

五行屬性：木元素。

效用特質：抗過敏、抗卡他（上呼吸道黏膜炎）、抗凝血、消血腫、消炎、抗痙攣、鎮定、促進膽汁流動、幫助傷口癒合、祛痰、激勵肝臟。

使用禁忌：無毒性、無刺激性。

脈炎。

義大利永久花還有消炎、解充血的作用，因此很適合用來處理支氣管炎、結腸炎與風濕性關節炎。它和德國洋甘菊一樣能有效舒緩過敏症狀，尤其適合用來舒緩鼻腔的卡他症狀、打噴嚏以及搔癢的皮膚紅疹。

永久花行氣運氣、調節血流的作用，使得它透過肝臟，和木元素和五神之魂（乙太體靈魂）有了連結（肝藏魂）。永久花和洋甘菊一樣散發溫暖的苦甜氣息，也同樣都能安撫氣滯造成的易怒與心情波動。永久花和洋甘菊都能放鬆、安撫太陽神經叢，紓解因過度用力、過度掌控而產生的緊繃，以及長期挫折導致的憂鬱。

永久花和輕柔安撫的洋甘菊的不同之處，在於它有一股濃郁的、咖哩般的辣味，並且能消解內心深處的壓抑情緒。義大利永久花消溶血塊、調節血滯（和肝臟有關）的作用，使得它能在精微層面發揮力量，幫助人們突破最幽深、最難以擺脫的負面情緒。其中，義大利永久花對應的情緒和木元素最為相關，包括：長久的怨恨、並未完全意識到的憤怒、靈魂的苦澀，以及固執不通的負面態度。

這樣的人在情緒上是「卡住的」，造成的影響很深很廣。他們不僅無法表達自己的憤怒和絕望，就連對自己，也無法承認內心深處的傷痛。他們不為內心感受尋求釋放之道──那很可能是來自孩童時期的情緒創傷──而是發展出日漸僵硬、自我否認的思考模式，並且嚴厲地批判內心敞開、隨意而為的人們。雖然他們內心默默感到絕望，卻無法看見他人承認自己的脆弱，甚至在遇到這樣的情況時勃然大怒。

永久花有強大的轉化效果，能疏散靈魂深處最堅硬的結節，讓五神之魂（乙太體靈魂）重新回復原有的慈悲──不只是對他人的慈悲，而是最首要也最重要地，先對自己慈悲。

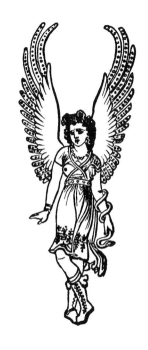

復仇女神莫格拉
（Megaira）

莫格拉是希臘神話的復仇三女神之一，這張圖片呈現的是她最仁慈的樣子了。從某個角度來看，莫格拉象徵妨礙情緒與精神成長的力量──那種悶火延燒的憤怒，正是使用義大利永久花的最佳時機。

甜茴香（Fennel）：自我表達、生產力、溝通

self-expression / productivity / communication

甜茴香是一種堅韌的二年或多年生草本植物，植株可長到2公尺高。甜茴香的葉片細緻如羽，開傘狀的金黃色花朵。甜茴香精油來自壓碎的種子。甜茴香原生於地中海沿岸，目前在歐洲各處、印度、日本和北美均有栽種。

茴香的品種有兩種：一種是苦茴香（或稱常見茴香）（*Foeniculum vulgare var. amara*），另一種是甜茴香（或稱庭園茴香）（*Foeniculum vulgare var. dulce*）。甜茴香是芳香療法中主要使用的茴香精油，原因是它的性質相對較溫和，葑酮（fenchone）的含量也較低。

茴香作為一種藥草和料理香草，其使用歷史可追溯至古代。茴香在古埃及、希臘、羅馬等地，都是料理和治療經常用到的材料，而安格魯－薩克遜民族也用茴香來烹調。希臘人最早發現茴香能透過溫和利尿的作用，帶來減重的效果。茴香因此被命名為「*Marathron*」，這個字來自「*maraino*」，意思是「變瘦」。茴香延年益壽、增強健體的作用也同樣馳名四方，因此奧林匹克競賽選手會在訓練期間服用茴香籽。羅馬人將茴香籽製成蛋糕，在飯後食用以幫助消化，並且重新命名為「*foeniculum*」，意思是「像乾草一樣」——原因是茴香帶有香甜、乾草般的氣味。傳統上，茴香是一種溫性、乾性的藥材，長年被人們用來達到祛風（消脹氣）、利尿和補身的效果。數百年來，人們也認為茴香可以改善視力及聽力。

就像藏茴香和荳蔻一樣，甜茴香主要發揮的領域，是在人體的消化系統。無論是花草茶或精油，都能激勵胃部與腸道之氣的流動。甜茴香能有效消除腸道和胃部的平滑肌痙攣，因此能改善消化不良、腹脹、噁心想吐、打嗝和脹氣等情況。除此之外，也能幫助「腸道蠕動」，改善便秘的問題。

甜茴香對氣的調節作用，也能發揮在胸腔。由於它同時能驅走寒痰，對於卡他性咳嗽和神經性氣喘，都能帶來

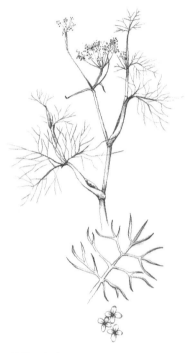

甜茴香（Sweet Fennel）

Foeniculum vulgare var. dulce

植物科屬：繖形科（傘形科）

萃取部位：種子。

香氣：香甜、辛辣、如茴香。

能量屬性：溫性、乾性。

五行屬性：土元素。

效用特質：止痛、抗感染、抗痙攣、輕瀉、祛風（消脹氣）、促進膽汁流動、促進消化、利尿、通經、祛痰、催乳、類雌激素、健胃。

使用禁忌：懷孕及哺乳期間不可使用，2歲以下孩童禁止使用。極度敏感、患病或受損肌膚不可使用。子宮內膜異位症或雌激素依賴型癌症患者不可使用。使用濃度不超過1%。

很大的支持與幫助。

甜茴香能活化腎氣與脾氣，因此具有溫和利尿、疏通淋巴的作用，能幫助身體消除積滯的水分與脂肪。甜茴香是古代的減肥妙方，無論製成花草茶或使用精油，都可以幫助消除水腫、橘皮組織並改善肥胖。

17世紀的藥草學家暨占星師卡爾佩伯，將甜茴香連結到行星中的水星和星座中的處女座。處女座掌管身體的小腸，以及世間一切實際、具生產力的事物，水星則是意識、理性思維與溝通的代表象徵。

從中醫的角度，也能看到類似的連結。甜茴香溫暖、香甜的氣息，加上它促進食慾、幫助消化的作用，使得它和土元素以及五神之意（思維）緊密相關。土元素很重要的一個面向，就是展現生產力與創造力。

甜茴香很適合用在思考過多、分析過多的人身上。雖然這類人輕輕鬆鬆就能在腦中誕生許多想法，卻很少將這些念頭說出來，或實際去執行。他們難以言說、難以表達自我，於是情緒和感覺也容易在內在翻攪。這樣的情緒越是封鎖於內在，形成的張力就會越強，進而使腸道的壓力日漸累積。那些不被接受、未被表達的念頭與情緒，被強壓在意識之下，於是便以神經性痙攣和氣體的方式積累於腸道。

甜茴香鼓勵我們透過嘴巴來表達自我，而不是用消化道！釋放那些積滯、腐爛的情緒，也將堆了滿腦的念頭清一清：甜茴香邀請我們自由地溝通，不需帶著恐懼，也不用壓抑自己。

當我們釋放阻礙，能夠自信地表達自己的想法，甜茴香會進一步讓我們更渴望去創造。就像薑一樣，甜茴香也能讓我們為活躍的心智找到創造的出口。

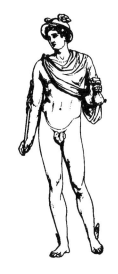

信使之神──墨丘利（Mercury）

甜茴香和許多繖形科植物一樣，在占星學上都被連結到水星（Mercury）。在羅馬神話中，Mercury也代表和希臘神使赫爾墨斯（Hermes）齊名的信使之神。腳步輕盈的信使之神，象徵著表達自我、溝通交流的能力。

乳香（Frankincense）：靜定沉思、精神上的解放

tranquil contemplation/ spiritual liberation

乳香（英文俗名又叫作olibanum）是一種高約3至7公尺的矮樹，樹上窄葉密布，開白色或淡粉色的花朵。當人們在樹幹上劃下切痕，乳白色的油樹脂便會從切口滲出。油樹脂接著凝固結成橘棕色的樹脂塊，乳香精油就是透過蒸餾樹脂塊萃取而來。乳香原生於中東和北非地區，目前遍布於東非的索馬利亞和衣索比亞，以及阿拉伯南部和中國等地。

乳香在古埃及、巴比倫、波斯、希伯來、希臘和羅馬文明中，一直都是宗教儀式和居家日常中不可或缺的角色。甚至可以說，乳香是自有人類歷史以來，最重要的一種焚香材料。這個重要地位，也說明了乳香英文俗名（frankincense）的淵源——來自法文的「franc」，意味著「純淨」或「自由」，而來自拉丁文的「incensium」，則有「燻燃」之意。

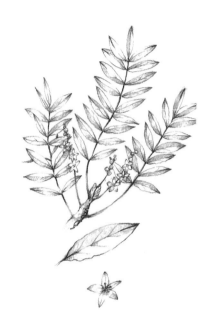

乳香在古埃及不僅是燻蒸藥材、儀式焚香和化妝品，燒黑後的乳香塊還能製成名為妝墨（kohl）的黑色粉末。當時的女性便是用妝墨來繪製眼部妝容。除此之外，乳香也是當時神殿在日落時焚燒的著名香劑——奇斐（kyphi）的主要成分之一。

乳香是猶太儀式焚香的四大材料之一，幾世紀以來，都是安息日時用來獻神的主要材料。乳香也是耶穌出生時收到的禮物之一，在聖經中被提及的次數高達22次。

乳香精油在人體最重要的作用部位，非神經系統莫屬。乳香既能帶來放鬆的效果，又能令人重拾活力，因此特別適合用來處理神經緊繃和神經耗弱的情況。當壓力不斷累積，令人變得易怒、焦躁甚至夜不成眠時，乳香可以撫順全身氣的流動、疏散氣滯。除此之外，乳香還有溫和的滋補效果，能幫助提振活力，因此是重要的抗憂鬱用油。

乳香還有抗卡他和祛痰的效果，因此也很適合用在

乳香（Frankincense）

Boswellia carterii

植物科屬：橄欖科。

萃取部位：樹脂。

香氣：樹脂、香脂、濃郁、樟腦，帶些許柑橘氣味。

能量屬性：涼性、乾性。

五行屬性：土元素以及金元素。

效用特質：止痛、抗細菌、抗卡他（上呼吸道黏膜炎）、抗憂鬱、抗感染、收斂、安撫平復、鎮定、祛風（消脹氣）、幫助傷口癒合、祛痰、增強免疫、健胃、幫助外傷復原。

使用禁忌：無毒性、無刺激性。

支氣管炎和氣喘，尤其當類似症狀伴隨神經緊張的時候。人們說，乳香精油能「使呼吸深沉」，並且幫助紓解胸腔「緊縮」的感覺。乳香能抗感染，並且有安撫舒緩的效果，因此也很適合用在鼻竇炎與喉炎的情況。

乳香能順氣、理氣，同時安撫神經。這表示，它就像洋甘菊和真正薰衣草一樣，也是極佳的止痛劑。乳香的止痛效果可以幫助處理風濕性疼痛、經痛和上腹部的疼痛。有些人認為乳香還有強化免疫的效果，因此，就像茶樹精油一樣，它也能在人們因神經性憂鬱導致衛氣虛弱時，帶來特別顯著的幫助。

乳香精油能為人們帶來深遠的心理和靈性作用，從它在世界各地傳統宗教、靈性儀式中的地位，就能看出這一點。從五元素的觀點來看（參見本書第30至45頁），乳香反映出土元素基礎、根本的面向。它能使人平靜、幫助人們回到中心，因此乳香不僅是溫和的鎮定劑，也能帶來深刻的釐清，作用於五神之意（思維）。乳香和檀香一樣，是冥想、沉思和祈禱的好夥伴，能幫助人們平息內在的嘈雜，幫助心思沉靜下來。乳香能使人精神專注，讓靈魂得以翱翔。

回到每日生活的層面，乳香很適合用在心煩意亂、擔憂難平，或是思緒無法集中、被混亂的想法淹沒之時。

自古以來，各地的人們將乳香獻給各種太陽神——包括巴比倫太陽神巴力（Bael）、埃及太陽神拉，以及希臘太陽神阿波羅。乳香能集中精神意識，為人們注入超然醒覺的可能性。當我們受限於日復一日的瑣事，或被過去綑綁——也就是被任何不再存在的事物牽絆、限制或壓垮——乳香能幫助我們解脫、獲得自由。乳香帶來的解脫，是寧靜、洞見和靈性上的自律，讓我們的小我能與大我和諧合一。

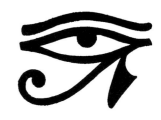

神聖的全視之眼——烏加特（Utchat）

乳香和洋甘菊一樣，都是埃及人獻給太陽神拉的祭品。烏加特是代表太陽神拉的原始符號之一，也叫作全視之眼——這是一個燃燒著審判之火的神聖眼睛。乳香精油能重新點燃內在的心靈之光。

波旁天竺葵（Geranium）：安全感、接納、親密
security / receptivity / intimacy

天竺葵是一種長勢茂密的多年生灌木植物，株高能達1公尺。天竺葵心型的葉片呈鋸齒狀，表面有毛髮覆蓋，粉紅色花朵細密地呈傘狀綻放。天竺葵屬是一個規模龐大的屬，底下有超過200種不同品種的天竺葵，大部分都原生於南非。在少數特別栽培來萃取精油的品種當中，來自法國留尼旺島的波旁天竺葵（Pelargonium graveolens）普遍被認為品質最佳。

「*Pelargonium*」這個字來自希臘文的「palargos」，也就是鸛鳥的意思，因為天竺葵的果實形似鸛鳥的嘴。

關於天竺葵屬植物的歷史資料非常少。它在17世紀末期傳入歐洲，並隨即成為家喻戶曉的庭園植物，目前在全球無霜帶都是普遍常見的植物。1819年，自法國化學家瑞克魯茲（Recluz）首度透過葉片蒸餾天竺葵精油之後，它便成為調製香水的重要材料之一，並且經常用來取代玫瑰精油。義大利醫師羅維斯帝（Rovesti）則用天竺葵精油來緩解焦慮。

從中醫角度來看，天竺葵是少數在能量上被歸類為涼性及濕性的藥材。天竺葵精油可以清熱消炎、放鬆神經，安撫焦慮感。除此之外，它也能強化身體的氣。

天竺葵精油就像真正薰衣草和德國洋甘菊一樣，是以消炎作用見長的精油。可以用來處理胃炎、結腸炎、牛皮癬與溼疹等症狀。它也可以用來改善皮膚感染，例如青春痘、膿皰症和香港腳。

天竺葵可以激勵氣血循環，既有止痛效果，又能解痙攣。對於神經、眼睛和關節疼痛有格外優異的效果，適合用來緩解神經痛、眼炎與風濕症。它有收斂和滋補靜脈的效果，因此也能緩解痔瘡、靜脈曲張，改善經血過多的現象。

天竺葵有強身健體的作用，能健脾胰之氣，強化身體整體的陰性能量。由於它作用於脾臟與胰腺，它能用來紓

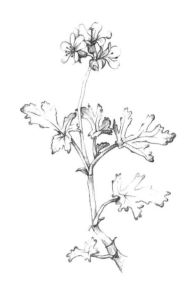

波旁天竺葵（Geranium）
Pelargonium x asperum / graveolens

植物科屬：牻牛兒科。

萃取部位：葉片。

香氣：香甜的花香、清新的綠香，帶些許柑橘與辛香味。

能量屬性：涼性、濕性。

五行屬性：水元素（以及土元素）。

效用特質：止痛、抗細菌、抗糖尿病、抗真菌、抗感染、消炎、抗痙攣、收斂、鎮定、幫助傷口癒合、止血、激勵肝臟、驅蚊蟲、疏通淋巴阻塞、激勵胰腺、滋補靜脈、滋補性能力。

使用禁忌：無毒性、無刺激性。

解疲勞、緩解腹瀉和淋巴瘀滯等現象。天竺葵滋補陰性能量的效果，使得它很適合用來調理慢性焦慮、不孕，以及伴隨更年期出現的所有症狀。它清涼、潮濕、滋陰的特質，很適合用來保養乾燥發炎的皮膚（以1%的濃度使用）。

從天竺葵的能量效果，可以看出它在心理層面的作用。天竺葵清熱、順氣的作用，使得它像真正薰衣草一樣，能夠放鬆心靈、平撫擾動的情緒，消解挫折和動不動被觸發的怒氣。天竺葵收斂、滋陰，因此有凝鍊、「歸於中心」的效果。

天竺葵能讓人感受到平靜中有力量，以及穩固的安全感，因此很適合用來處理慢性和突發的焦慮，尤其當症狀還伴隨壓力和工作過量造成的神經耗弱。

天竺葵精油有充滿異國風情的花香，並帶些許辛香氣味，因此也有眾所皆知的催情效果——天竺葵的催情，是來自它本身令人感官愉悅且能帶來解放的特質。天竺葵能在五神之意（思維）的層面，滋養女性創造力，也能在志（意志）的層面，帶來寧靜與接納。因此，特別適合工作狂或完美主義者使用——也就是那些忘卻了想像力、直覺和感官感受的人們。

真正薰衣草適合情緒蓋過理智的人使用，而天竺葵則適合那些理智或個人慾望取代了感覺或感受的人使用。天竺葵能幫助我們重新找回與感覺的連結——重新找回情緒的敏感度、放鬆的隨意感，以及對歡愉和享受那天經地義的渴望。當這一切重新回到你身上，將有更大的空間讓親密的交流得以發生——明白擁有接收和體驗的能力，和擁有給出與表達的力量一樣重要。

愛之星——金星
（Venus）

占星學裡，金星是感官、創造力和關係的代表行星——恰好是天竺葵精油擅長增強的三個關鍵面向。

薑（Ginger）：起始、自信、成就感
initiative / self-confidence / accomplishment

　　薑是一種熱帶多年生草本植物，株高可達60至120公分，莖幹如蘆葦，葉片矛尖形，黃色的花朵有深紫色塊點綴其中。薑的莖直接從厚實成塊的根莖中竄出，這根莖既是家喻戶曉的香料，也能萃取精油。薑原生於東南亞地區，遍生於世界各地熱帶地區。

　　幾世紀以來，薑都是亞洲人料理和醫治時不可或缺的材料。傳統中醫用生薑祛寒、發汗、排痰液，而乾薑則被用來滋補身體的陽。

　　薑是最早沿絲路（也是香料之路）從亞洲傳到歐洲的貨物之一，希臘和羅馬人隨後都做了廣泛的運用。希臘醫師迪奧斯克理德斯（Dioscorides）在著作《論療癒之物》（*On Theraputic Substances*，西元77年）當中，大大肯定了薑促進消化的作用——直到今日，人們仍懂得用薑來止吐、防止暈車、暈船。16世紀，西班牙征服者（conquistadores）把薑引進西印度群島，並在島上廣泛種植，很快地，薑就歸化成能在當地自然生長的植物。產自牙買加的薑，目前仍被人們視為是最適合用來料理的薑。

　　從療癒性質來看，薑能暖身、帶來活力、消除淤塞。薑在人體的作用範圍非常廣泛——它能滋補脾、胃、心、肺和腎的陽氣。用在體質寒涼虛弱的人們身上（舌象淡白、浮腫），能帶來絕佳的效果。

　　薑精油可以激勵溫暖消化器官，特別適合用來改善食慾不振、消化不良、腹脹與脹氣等情況。它能消除噁心不適的作用，使得它成為旅行和孕吐害喜的良伴，搭配甜橙、羅馬洋甘菊和芫荽精油，效果更佳。

　　薑能刺激循環、滋補心臟，適合用於手腳冰冷、心臟乏力和心絞痛（狹心症）等情況。薑性熱，能賦予身體活力，因此，它也能刺激局部血液循環，改善寒冷、收縮型的風濕性疼痛。

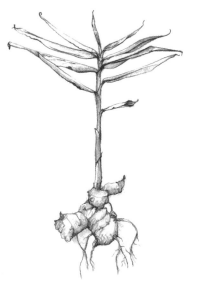

薑（Ginger）
Zingiber officinalis
植物科屬：薑科。
萃取部位：新鮮或乾燥的根莖。
香氣：辛香、辛辣、溫暖、香甜、木質。
能量屬性：熱性、乾性。
五行屬性：水元素（以及火元素）。
效用特質：止痛、抗卡他（上呼吸道黏膜炎）、輕瀉、祛風（消脹氣）、促進消化、祛痰、促進局部血液循環（皮膚發紅）、滋補性能力、補身、健胃。
使用禁忌：無毒性、無刺激性。

薑可以暖肺、健肺，伴隨祛痰的作用，很適合用來調理痰液為白色或透明無色的支氣管炎。用薑精油搭配藍膠尤加利、茶樹和甜馬鬱蘭，可以改善主要症狀為發冷、困倦和肌肉痠痛的一般性感冒或流行性感冒。薑也能增強免疫力，避免感冒一再復發。

薑精油能補腎陽，因此很適合用來緩解腰痛，尤其是伴隨肌肉疲勞的疼痛。從中醫的角度來看，薑因為能補腎，因此也有增強性能力的作用。薑或許可以用來改善陽痿，或因長期疲憊而造成的性冷感。

薑對於腎臟，或更具體來說，是對於五神之志（意志）的作用，使得它能為人們帶來心理治療般的效果（腎藏志）。傳統上，薑對應的是占星學的火星。火星是力量和男子氣慨的象徵，因此，這充滿活力而熱烈的精油，能活化意志力、激勵起始的動力，讓人找回堅定的決心。除此之外，薑還能作用於心與五神之神（心神）（心藏神）。也因此，它能激勵自信與鬥志，尤其適合用在消沉低落的人身上。

因此，薑精油很適合用在擁有清晰的計畫、良好的意圖，卻缺乏動力和樂觀的信心，去創造、實現或立即做出行動的人。這樣的人通常容易拖延並質疑自己，需要靠他人鞭策才會前進。這樣的人經常和自己的身體失去連結，也通常會避免需要活力或耐力的活動。他們的性能量通常低落，這也可能進一步造成憂鬱。

對於這樣的人來說，薑精油是能點燃意志（五神之志）、啟動並增強內在生命之火，最好的催化劑。意志是一切行動的源頭，薑精油能藉由這樣的作用，幫助人們找回成就的喜悅。

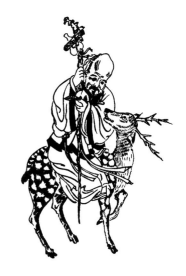

中國的長壽之神──南極仙翁

數百年來，中國人都用薑來強身健體、延長壽命。薑的使用早不只是為了治療疾病，而是協助日常養生、延年益壽。身著黃袍的南極仙翁溫和地輕輕笑著，人們認為祂是掌管人類壽命的至高之神。

葡萄柚（Grapefruit）：疏散、輕盈、恢復精神

disperse / lighten / revive

葡萄柚產自一種株高可達10公尺的栽培果樹。它闊大的葉片深綠而有亮澤，開白色的星形花朵。葡萄柚樹的來源，就像他的名字一樣無從考究，不過有一說認為它是甜橙（Citrus sinensis）和柚子（Citrus Maximus）的交配種。

柚子在12世紀時，由阿拉伯商人從亞洲熱帶地區傳入西班牙，在更早時，橙也是沿同樣路徑傳入歐洲。而後，神秘的莎達克船長（Shaddock）將這兩種果樹從西班牙帶入西印度群島。很快地，在雜交之後，葡萄柚便成為新世界地區廣泛栽種的作物。現在市面上大規模商業栽培的葡萄柚品種，大部分都源於美國佛羅里達州，因為這裡是葡萄柚產業最初的發源地。

葡萄柚精油的萃取方式，是對新鮮的果皮進行冷壓榨法。除了用於芳香療法之外，葡萄柚精油也是製作香水、化妝品、香皂與食品調味會用到的重要香氣成分。大部分的葡萄柚精油都產於美國加州。

葡萄柚精油就像檸檬精油一樣，有清涼、清潔和解充血的作用，對於肝火過旺、淋巴系統不振等情況，能帶來很好的調理效果。

當肝臟累積過多的熱、淤滯了氣，就可能出現腹脹、便秘和噁心嘔吐等現象。患者可能感覺口中有苦味，或變得格外易怒。此時，葡萄柚精油可以幫助舒緩這些症狀，清肝火、散淤滯，幫助腸道「動起來」。

葡萄柚也是溫和的利尿劑，能激勵脾臟與淋巴，因此，它能幫助身體排出多餘水分、分解脂肪。葡萄柚性乾、性酸，能疏通阻滯，適合用來改善水分滯留、橘皮組織、體重增加和肥胖等狀況。

從中醫的角度來看，體質濕熱者容易出現動脈硬化、高血壓等症狀。而葡萄柚精油就像檸檬與香蜂草一樣，可以幫助預防上述情況發生；即使浮現症狀，也有助於調

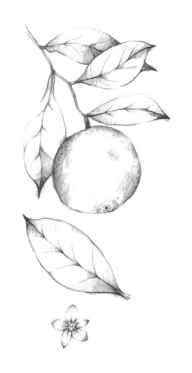

葡萄柚（Grapefruit）

Citrus paradisii

植物科屬：芸香科。

萃取部位：果皮。

香氣：清新、清淡、柑橘，帶些許甜味。

能量屬性：涼性、乾性。

五行屬性：木元素（以及土元素）。

效用特質：空氣殺菌、袪風（消脹氣）、促進膽汁分泌、淨化、促進消化、疏通淋巴阻塞、健胃。

使用禁忌：具有光敏性。即使使用稀釋過的葡萄柚精油，也必須避免在12小時內接受日光直射或紫外線助曬。

理。葡萄柚精油能淨化血液，因此也適合用於緩解風濕性疼痛，不過基本上是用在熱性的疼痛上。熱性的風濕性疼痛，在關節會有發熱、腫脹的感覺，同時摻雜著燒灼感。

最後，葡萄柚收斂、清潔的特質，使得它很適合用來調理油性肌膚、青春痘和肥胖紋、妊娠紋。

葡萄柚就像其他柑橘類精油一樣，能順氣、理氣，疏散氣滯。在心理層面上，能消除緊張、挫折、易怒和情緒化等情況。葡萄柚精油尤其適合那些因壓力和緊張，而「藉由食物尋求安慰」，不願面對情緒煎熬的人們。

這類人通常期望較高——不只對生活、對他人，也包括對自己。一旦他們發現現實不如自己的所願所盼，或者當他人令自己感到失望，他們就會以憤怒、責怪和自我批判的方式來回應。這樣的情緒通常會伴隨著罪惡感和憂鬱，以及試圖平復、安慰內在隱藏的脆弱部分（也就是被批評、被感到羞恥的「內在小孩」）的衝動。於是，他們過度沉溺於食物、酒精，尤其是甜食、巧克力和餅乾，因為這些食物最能為他們的需求帶來撫慰。

葡萄柚精油能清除因內心深處挫折和自責，所導致的心理的熱與阻塞。葡萄柚有清理、淨化、清新提振的作用，能帶走憤怒失望伴隨的心理「沉重」感，讓我們能感知更切合實際的目標，並接受這樣的現況。葡萄柚就像檸檬精油一樣，能讓靈魂變得輕盈，安撫我們尋求立即滿足的饑渴，以及迫切想要「填滿」身心的需求。

淨化

這是一個中世紀的煉金符號。這個「淨化」符號，能完整地表達葡萄柚精油清潔、消除淤滯的作用特質。

牛膝草（Hyssop）：淨化、保護、擴展

purification / protection / expansion

牛膝草是一種叢生的多年生灌木，株高20至60公分。牛膝草的葉片細長，藍紫色、粉紅或白色的花朵，以輪狀花序排列。牛膝草花有強烈的芬芳，能吸引蜂群和蝴蝶到來。牛膝草原生於歐洲南部和亞洲溫帶地區，目前以野生方式遍布於歐洲、俄羅斯和北美等地。

自古以來，牛膝草一直是儀式、料理和藥用的材料。希伯來人尤其給予高度的重視，因此牛膝草是舊約聖經中提到的苦菜之一，也被用來淨化神廟。確實，「牛膝草」（hyssop）這個名字就是來自它古老的希伯來名稱——「ezob」，意思是「聖草」。牛膝草象徵靈性上的清潔與淨化，因此也和受洗、贖罪有關。

羅馬人用牛膝草來抵禦瘟疫，也用它來為住有病患的空間消毒。希臘醫師迪奧斯克理德斯（Dioscorides）和蓋倫（Galen）對它強大的祛痰效果格外青睞，在所有中世紀使用的藥草中，可說是一枝獨秀。牛膝草是中世紀修道院常見的庭園植物，修士們蒸餾它的精油，用這濃縮的精華來為湯品、醬汁和酒飲調味，夏特勒茲（Chartreuse）藥草酒就是具代表性的例子。

從中醫的角度來看，牛膝草是一種強烈的補身劑，能滋補、溫暖並活化身體的陽氣，這尤其是來自牛膝草在肺部的作用。牛膝草就像百里香一樣，性極熱，有強大的激勵作用，因此使用時需注意適量。在一個完整的全身芳療按摩中，用4或5滴就綽綽有餘了。

牛膝草精油能健肺、固衛氣，對於虛弱無生氣、呼吸困難、免疫力低落的人能格外帶來益處。它也能幫助防止一般性及流行性感冒復發，同時協助身體抵抗感染。牛膝草是強大的祛痰與抗菌精油，可以搭配藍膠尤加利、茶樹與百里香來處理支氣管炎、咽喉炎與鼻竇炎。牛膝草最適合用來減緩寒性的感染症狀，這類症狀的指徵是患者痰液清澈無色。

牛膝草精油也可以強化脾胰、激勵並溫暖消化系統。

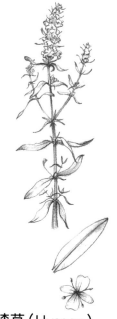

牛膝草（Hyssop）

Hyssopus officinalis

植物科屬：脣形科。

萃取部位：開花的植株頂端。

香氣：草本、樟腦、溫暖、香甜，帶些許香料氣味。

能量屬性：熱性、乾性。

五行屬性：金元素。

效用特質：抗細菌、抗卡他（上呼吸道黏膜炎）、抗感染、抗風濕性關節炎、抗病毒、收斂、幫助傷口癒合、解充血、促進消化、溫和利尿、祛痰、提高血壓、增強免疫、化結石、促進發汗、補身、驅蠕蟲。

使用禁忌：懷孕及哺乳期間不可使用，2歲以下孩童禁止使用。癲癇或發燒患者不可使用。使用濃度不超過2%。

從這個角度來看，它可以用來調理失去食慾、消化緩慢與腹脹等情況。

牛膝草精油還有溫和的利尿作用，因此它不僅適合用來幫助身體排出水分，也能排除容易使風濕情況加重的尿酸。用牛膝草搭配藍膠尤加利、真正薰衣草和杜松漿果，能出色地緩和好發於冬天、寒性、緊縮的風濕性疼痛。

牛膝草就像許多補陽的滋補劑一樣，能為人的神經系統和心智格外注入活力。它很適合用來處理專注力渙散、急性短期的心理倦怠，以及長期慢性的神經衰弱。牛膝草尤其能補肺陽，因此主要作用於五神之魄（身體的靈魂）（肺藏魄）。這樣的作用，使得它能改善憂鬱和悲觀主義。就像百里香與藍膠尤加利一樣，牛膝草強烈、辛辣的氣味，能「打開胸腔」，幫助我們勇於面對世界，不害怕退縮。

另一方面，牛膝草也像歐洲赤松一樣，能強化人的「界限」。自古以來，牛膝草就是人們心中的防護藥草（Herb of Protection），能保護個人與家庭，不受到負面影響和邪靈的侵害。雖然以現代人的角度來看，這樣的說法未免有點迷信，但從中醫來看，肺部的陽氣本來就能在身體上和心理上為人們帶來保護。因此，牛膝草很適合那些容易受到他人情緒、心情影響的人使用，因為這樣的人格外容易吸收環境中的張力。

牛膝草在靈性上的淨化作用其實有很多層次。這樣的功能主要來自它銳化心智、「打開胸腔」，以及凝聚個人能量場（或說「氣場」）的作用。唯有當我們完全處於意識中、完全投入此時此刻，當我們感到完整、無需外求，我們才會感覺自己受到「淨化」，不再被困惑的思緒或負面情緒干擾。唯有如此，我們才能將自己的靈性洞見與慷慨寬宏，真正落實於生活中。這也是占星學中牛膝草所屬的木星所象徵的意義。

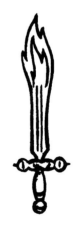

烈焰聖劍

雖然一般來說，劍在古代象徵著保護、勇氣和智取的力量，不過，烈焰聖劍是早期基督教徒使用的符號，代表的是守護天堂的力量。烈焰聖劍就像一把帶來淨化的煉金之火，能傳達牛膝草淨化和賦予力量的面向。

茉莉（Jasmine）：慾望、創造力、和諧

desire / creativity / harmony

茉莉是個植物屬名，底下有大約三百種皮實堅韌的長青灌木或攀緣植物，約能長到10公尺高。美麗又芬芳的茉莉花呈星形，通常是白色或黃色。茉莉原生於印度北部、波斯與中國，目前在地中海和北非地區有大規模的商業栽種，主要因為它是香水、香皂和美妝保養品重要的香氣來源。

幾乎所有市售的茉莉精油都不算是真正的精油，而是一種「原精」。原精是透過溶劑萃取的產品，而不是蒸氣蒸餾法萃取的精油。雖然原精中殘留的溶劑含量不會超過百萬分之十，但許多人仍然認為，這樣的比例足以讓茉莉原精失去醫用價值。若是不想使用茉莉原精，可以用傳統脂吸法（參見本書第12頁）製成的茉莉油膏來取代。

長久以來，茉莉在東方國家都是備受重視的醫用與製香材料。印度人將茉莉稱為「夜之皇后」，因為它的芬芳在日落之後更加鮮明濃郁。印度教中，和希臘愛神厄洛斯（Eros）和羅馬愛神丘比特（Cupid）齊名的，是愛神伽摩（Kama）。伽摩身上總是佩戴著弓箭，而劍的尖端就是茉莉花，代表用愛慾射進人的心臟。

希臘醫師迪奧斯克理德斯（Dioscorides）曾提到，西元一世紀時，波斯人會在宴會舉辦的場所，用茉莉油為環境添香。波斯蘇菲教派（Sufi）的詩作裡，除了風信子和玫瑰之外，也經常用茉莉來象徵愛與對靈性的渴望。茉莉（jasmin）這個名字就是來自波斯語的「Yasmin」，這是當時常見的女孩名。

茉莉精油的療癒價值，和它獨特脫俗、安撫人心的香甜氣味，與對心靈情緒的影響脫不了關係。茉莉就像玫瑰和真正薰衣草精油一樣，能作用於心氣，帶來既放鬆又支持的效果，此外它也能安撫神經、釋放緊張、振奮心神（五神之神）。因此，茉莉可以說是最適合神經焦慮、不安和憂鬱的精油之一，能對應到寒性、熱性、過盛或不足等

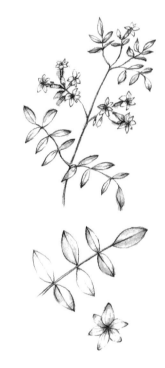

茉莉（Jasmine）

Jasminum officinalis

植物科屬：木樨科。

萃取部位：花朵。

香氣：溫暖、馥郁、花香、香甜。

能量屬性：溫度中性、濕度中性。

五行屬性：火元素（以及水元素）。

效用特質：抗憂鬱、鎮定、潤膚、催乳、助產、滋補性能力、滋補子宮。

使用禁忌：無毒性、無刺激性。

各種體質。

　　茉莉的另一個療癒效果發生在生殖泌尿器官。它能發揮溫暖、回復生氣的作用，也能溫和地疏通淤滯。茉莉催情和增強性能力的效果名聲響亮，可以用來改善陽痿和性冷淡，尤其當個人對自己的能力表現沒有信心，或擔憂自己不足以被渴望的時候。茉莉也是溫和、收斂的疏通劑，可以用來改善一般性的白帶或分泌物過多等問題。

　　茉莉精油幫助產程的作用也特別為人樂道，它能在困難、疼痛的生產過程提供協助，效果比起真正薰衣草和快樂鼠尾草雖不那麼顯著，卻相對溫和許多。不過，從心理層面來看，茉莉精油的價值無庸置疑。它能紓解長時間生產的心理創傷，為生產帶來更多愉悅的感受。茉莉也可以催乳，幫助母乳更順利分泌。

　　茉莉在古代是一種助孕藥草，很明顯是因為它有催情的功能。不過，茉莉的作用更在於和諧感官與情緒，而不只是一種助興工具而已。當我們因為恐懼和脆弱，或焦慮與憂鬱，而切斷了與人們分享身體愉悅和情感的能力時，茉莉精油可以為我們帶來支持、安心和歡快的感覺。它性感而溫暖、愉悅的香氣，讓心能再次沿著感官之流順暢地流動。

　　如果茉莉能喚醒你我的熱情，並使它重新回到愛中，那麼，從心理和靈性的層面來看，它也可以幫助人們找回創造的能力，也就是「助心理的孕」。在占星學上，茉莉對應的行星是靈感豐富、映照沉思的月亮，因此它也能用來強化直覺，使具有原創性的點子萌發。

　　茉莉能令人愉悅、喚醒感官，因此最適合用在下意識習慣綑綁自己、壓抑自己的憂鬱症患者身上──也就是那些在生活上，與自己的靈魂和內心真實渴望產生衝突的人們。

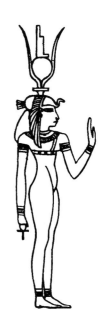

埃及生育女神──愛西斯（Isis）

從古至今，茉莉都是慈愛的月亮女神的代表。生長在尼羅河畔的茉莉，或許可以用埃及母性之神愛西斯作為代表。愛西斯掌握生育的秘密，以及魔法和療癒力。人們也認為，愛西斯為人類奠立了婚姻的習俗。

杜松漿果（Juniper）：強化心智、卸下重擔、取回力量

fortify / unburden / empower

大約有六十多種植物，共同組成了植物學的刺柏屬（*Juniperus*）。其中，能夠作為藥材、香料並萃取精油的，是常見杜松（*Juniperus communis*）的漿果。常見杜松是一種帶刺的長青灌木或矮樹，樹高約12公尺，藍綠色針葉開黃綠色的花朵，最後結成小而圓的漿果。這些漿果在三年間從綠轉藍，最終成為黑色。杜松原生於歐洲北部、亞洲西南部和北美地區，生長在荒原、荒野、山坡與松杉樹林間。

杜松是人類最早使用的植物之一。事實上，在瑞士湖區的某些史前文化遺跡裡，還能找到杜松漿果的蹤跡。杜松樹芬芳、抗菌的特質，使得它普遍被人們用來焚燃、燻蒸，或作為儀式用的燃香——古希臘人用來對抗傳染病疫，西藏和美洲原住民則用來舉行儀式典禮。中世紀人們將杜松視為全能的靈藥，當時任女修道院長，同時也是醫師的聖赫德嘉·馮·賓根（St Hildegarde von Bingen）就建議人們可以用壓碎的杜松漿果泡澡，改善呼吸道感染的問題。到了19世紀，法國人在醫院中焚燃杜松，幫助預防天花傳染。

杜松（juniper）這個英文字，是來自拉丁文的「*juniores*」，意思是「嫩漿果」。杜松的法文名字叫做「genièvre」，這很可能源自凱爾特文（Celtic）的「gen」（小灌木）和「prus」（辣而苦）。琴酒的英文「gin」也是來自「gen」這個字，而杜松正是釀製這烈酒的重要調味料。

杜松漿果就像百里香和薑精油一樣，是強大的強身劑，可以滋補溫暖、振奮身體的陽氣。其中，尤其能補腎陽。杜松漿果既可利尿，也能疏通淋巴淤塞。從補腎陽、對應泌尿器官的角度來看，杜松溫暖、賦予活力的特質，很適合用在慢性疲憊、手腳冰冷、腰痛與水腫（身體水分滯留）等情況。

杜松漿果除了利尿，還伴隨著強健脾胰的作用。因

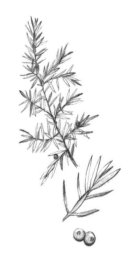

杜松漿果（Juniper）

Juniperus communis

植物科屬：柏科。

萃取部位：成熟的果實。

香氣：清新、松樹、香脂、苦甜、木質。

能量屬性：熱性、乾性。

五行屬性：水元素以及金元素。

效用特質：抗卡他（上呼吸道黏膜炎）、抗感染、抗風濕性關節炎、抗皮脂分泌、解充血、淨化、利尿、祛痰、疏通淋巴阻塞、滋補神經、促進局部血液循環（皮膚發紅）、補身。

使用禁忌：無毒性、無刺激性。

此，可以說是芳香材料中，消除滯塞效果最強大的一種。杜松漿果可以排身體寒濕，適合用來調理腹脹、肥胖與動脈硬化。這類的身體阻塞也容易導致皮膚出油。因此可以用杜松漿果搭配真正薰衣草和大西洋雪松，調入基底乳霜後作為保養使用。

杜松漿果就像牛膝草一樣，有利尿和促進局部血液循環的功能。這意味著，它也能有效緩解風溼性疼痛，尤其是寒性、收縮型的疼痛。杜松漿果精油抗感染的作用，也可以發揮在膀胱炎、尿道感染和支氣管炎等情況，身體寒涼、阻滯，或者氣喘且疲憊的人，尤其適合使用。

杜松漿果有松樹般辛辣的香氣，因此很明顯地，在能量上和心理上，都有助於達到驅散與清潔的效果。難怪，從古代，杜松就和靈性上的淨化，以及驅除負面影響的力量有關。另一方面，它溫暖香甜的木質氣味，也反映出它能深深強化鞏固的特質。從這一點，我們可以清楚看見它對應腎臟，並且強化五神之志（意志）的作用（腎藏志）。

因此，杜松漿果特別適合用來突破心理上的僵滯、強化意志力。杜松漿果最適合那些身負重擔、疏離淡漠，只沉浸在自己想法中的人們—— 這些想法通常和擔憂、壓力，以及不愉快的記憶有關。

這樣的人們容易感覺自己不被他人支持，甚至經常被誤解，因此傾向遠離社交，於是也逐漸喪失了自己在社交上的自信心。這看起來陰暗憂鬱、凡事不感興趣的外表，會隨時間逐漸嵌入靈魂深處，於是靈魂逐漸變得緊縮、死板，又進而顯化於身體，使得身體出現關節僵硬、疼痛的情況。

杜松漿果精油能淨化我們的憂慮，和緊緊抓著恐懼與失敗不放的自我陷溺。它能幫助我們重新堅定決心、克服生命的困難，用挪動和敞開，取代靜止和孤立的情況。占星學裡的火星是杜松的最佳代表，它象徵著來自本能的自信，以及火。

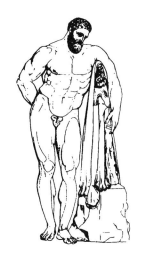

希臘大力神——海格力斯（Heracles）

就像火星與希臘戰神艾瑞斯（Aries）一樣，大力神海格力斯也是和太陽有關的英雄人物，象徵著力量和英勇氣慨。在神話故事中，祂因誤殺妻兒著竭力完成十二項任務以求贖罪，過程中展現的冷靜沉著與決心，恰恰展現了杜松漿果精油的精神。

月桂（Laurel）：靈感、自尊、洞見

inspiration / self-esteem / insight

月桂的英文俗名，又叫做「bay」或「sweet laurel」。月桂樹是一種長勢筆直的長青灌木或矮樹，樹高可達20公尺，深綠色的葉片呈矛尖形，開叢叢群聚的黃色小花。花謝之後結成紫黑色的小漿果，氣味芬芳。月桂原生於地中海地區，目前已遍布世界各地，是可用盆栽栽種的裝飾樹種，因此也是庭院常見的居家植物。

從月桂的拉丁學名可以看出古人對它的極高讚譽：「*Laurus*」來自拉丁文中的「讚美」，而「*nobilis*」的意思是「知名」或「有名」。希臘、羅馬人將月桂視為成功的象徵，月桂葉製成的榮譽之冠，穿戴在凱旋的將軍、國王和詩人頭上。中世紀學者與畢業生頭戴名為「bacca laurea」的桂冠——這個字於是在法國衍生為代表完成中學學位的「baccalaureate」一字。在英文當中，援用月桂象徵意義的最佳代表，莫過於英國的「桂冠詩人」，以及人們會用「贏得桂冠」（to win one's laurels）這個片語，來形容致勝和取勝。

月桂也和迷迭香一樣，被人們用來獻給太陽神阿波羅。阿波羅代表光明、詩歌與預言，在希臘神話中，就是阿波羅宣布用桂冠來象徵出類拔萃的藝術成就。阿波羅之所以這麼做，是因為祂猛烈追求的山中仙子達芙妮（Daphne）為躲避祂，而將自己變成一顆月桂樹。

希臘的德爾菲（Delphi）是阿波羅神諭的所在地。當地人視月桂為一種預示藥草（Visionary Herbs），神殿的祭司會在進行預言儀式時，焚燃月桂的枝葉。古希臘人相信月桂能通傳神諭，因此會在枕頭下放入月桂葉，以幫助預言顯示於夢境中。人們也認為月桂是一種防護藥草——能助於抵禦閃電、邪靈和疾病。這些意象連結一直延續到中世紀，那時，在家門前種植月桂樹已成為一種傳統習俗。

月桂的藥用價值自古以來就相當受到人們重視。著名

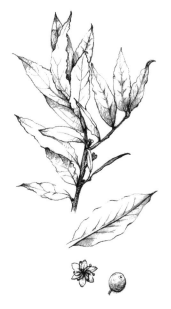

月桂（Laurel）

Laurus nobilis

植物科屬：樟科。

萃取部位：葉片與樹枝。

香氣：清新、藥香、樟腦、香甜，有些類似肉桂。

能量屬性：溫性、乾性。

五行屬性：火元素。

效用特質：止痛、抗細菌、抗卡他（上呼吸道黏膜炎）、抗真菌、抗感染、抗痙攣、抗風濕性關節炎、抗病毒、祛風（消脹氣）、促進消化、祛痰、滋補神經。

使用禁忌：2歲以下孩童禁止使用。極度敏感、患病或受損肌膚不可使用。使用濃度不超過2%。

希臘醫師蓋倫，在西元165年就曾提到月桂有利尿、利肝的作用，並把月桂漿果和月桂葉歸類為熱性和乾性的植物。用劃開、壓碎的漿果泡製藥草茶，是能改善風濕和水腫的傳統療方。

月桂精油萃取自月桂的葉片與細枝，特別有顯著的抗痙攣、祛風（消脹氣）和祛痰的特質。能量上，月桂精油的主要作用在於幫助氣的循環與調節，並且能清除寒性的痰液。

至於消化系統方面，月桂可以搭配甜橙、甜馬鬱蘭和芫荽精油，來調理腹脹、消化速度緩慢、腹部絞痛與脹氣等情況。月桂也是肺部的抗菌劑和祛痰劑，可以舒緩卡他性的感冒，以及慢性的支氣管炎——可以搭配藍膠尤加利和歐洲赤松等精油一起使用。月桂精油利尿、行氣運氣的特質，也使得它能有助於退化性關節炎和風濕等症狀，主要因為這些病都有寒性、緊縮的特質。

月桂在心理層面的療癒作用主要在滋補神經、提振精神（五神之神）。月桂精油就像迷迭香一樣，可以幫助集中注意力、提高記憶力、改善慢性神經衰弱。它尤其適合體質寒冷、淤滯，缺乏能量與自信心的人們使用。

迷迭香透過強化自我認知，幫助人們重新找回目標與方向，月桂的作用也很類似，但更多是透過激發靈感和大膽的創意。月桂適合自尊心低落、懷疑自己的能力、智力和許多其他部分的人們使用。因為，就是這份懷疑——這份自己為自己設下的限制——抑制了一個人接收直覺靈感的能力。

月桂精油能幫助激勵理性，以及「更高的心智」，它幫助人們重新建立自己的信念，相信自己潛力無限。月桂之所以能達到這樣的效果，主要來自點燃人們體內的火元素，那清新、辛香的氣味，不僅振奮了精神，也燃亮了內在視野的火光。

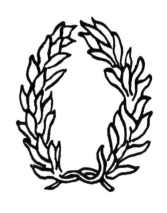

桂冠

月桂樹在希臘羅馬時代，象徵著成功與和平；同時，由於月桂是一種長青樹，因此它也代表長生不老。人們將月桂獻給太陽神阿波羅，祂高尚的情操和極高的聰明才智，使得祂成為人類文明主要的培育者。

真正薰衣草（Lavender）：平靜沉著、自在地表達自我

calm composure / easy self-expression

真正薰衣草是一種堅韌的芬芳灌木，能長到一公尺高。真正薰衣草細窄的葉片呈矛尖形，在植株尖端開灰藍色的花朵，枝條纖細而修長。真正薰衣草細緻的香氣遍布全株，不過精油主要只從花朵萃取。

真正薰衣草原生於歐洲地中海山地，目前在全球各地均有栽種，在貧瘠、排水良好的土壤中長勢最佳。真正薰衣草精油主要的產區在保加利亞、法國、克羅埃西亞和俄羅斯。

薰衣草種類繁多，其中用來萃取精油最重要的品種有：穗花薰衣草（spike lavender，*Lavandula spica*）、頭狀薰衣草（或稱法國薰衣草，French lavender，*Lavandula stoechas*）和真正薰衣草（或稱英國薰衣草，true lavender，*Lavandula officinalis*，或*Lav. angustifolia*、*Lav. vera*）。真正薰衣草是其中藥用地位最高的一種，而穗花薰衣草則是古羅馬人用來為洗澡水添香的藥草。事實上，「lavender」這個字就是來自拉丁文的「*lavare*」，也就是「清洗」的意思。

薰衣草是最芬芳撲鼻的植物之一，自古至今，那清新溫柔的氣味深受人們喜愛。希臘醫師迪奧斯克理德斯（Dioscorides）推薦人們用薰衣草來處理「胸中的悲痛」，而後，在中世紀又格外受到神學家聖·赫德嘉·馮·賓根（St Hildegarde von Bingen）的青睞，她建議人們用它來「維持自身的純淨」。1660年，英國醫師李察·舍弗雷（Richard Surflet）曾寫道：「蒸餾這些花朵得到的花水，能幫助失聲者恢復聲音、療癒狂喜的暈厥與心臟疾病。」

從中醫的角度來看，真正薰衣草清涼、疏散與放鬆的特質，對發熱、發炎、痙攣、疼痛和一般性的煩躁不安，都能帶來很好的幫助。真正薰衣草抗菌的特質，也使得它能改善各式各樣的感染症狀。

真正薰衣草就像德國洋甘菊一樣，能調節肝臟、清肝火，消除頭痛、偏頭痛、便祕與一般性的煩躁易怒。它能撫順、支持心臟的氣，因此適合用於神經緊張、失眠、心悸和高血壓等情況。

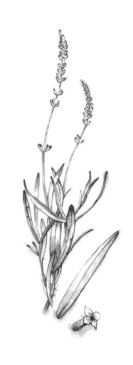

真正薰衣草（Lavender）

Lavandula officinalis (syn. angustifolia / vera)

植物科屬：唇形科。

萃取部位：花朵。

香氣：清新的草本香、柔軟的花香；苦甜味。

能量屬性：涼性、乾性。

五行屬性：火元素（以及木元素）。

效用特質：止痛、抗細菌、抗真菌、抗感染、消炎、抗風濕性關節炎、抗痙攣、鎮定、滋補心血管、促進膽汁流動、幫助傷口癒合、降低血壓、驅蠕蟲。

使用禁忌：無毒性、無刺激性。

真正薰衣草抗痙攣和止痛的作用，能幫助改善各種疑難雜症，包括：腸絞痛與腸躁症、經期緊張與經期疼痛，以及肌肉僵硬、肌肉痠痛等。除此之外，它溫和抗感染的特質，也很適合用來調理生殖泌尿道和呼吸系統的感染。

　　在沾濕的化妝棉滴上真正薰衣草精油，可以舒緩輕微的燙傷；將真正薰衣草加在乳霜、凝膠或牛奶中，可以舒緩皮膚炎、牛皮癬和溼疹等皮膚炎症。

　　真正薰衣草的心理作用主要在於穩定心氣。心是五神之神（心神）的所在，負責維持我們每天心理情緒的整體平衡。真正薰衣草可以支持心的這項核心作用，消除緊張壓力，以及經常伴隨而來的驚慌和歇斯底里。正如文藝復興時期英國醫師約翰·傑拉德（John Gerard）寫於1597年的這段話：薰衣草「能恢復心的熱情、平息急喘的心跳」。真正薰衣草就像是芳香植物中的「急救良藥」，任何因太過強烈而可能危害或壓垮心靈的情緒，都可以被它安撫下來。

　　除此之外，真正薰衣草精油還可以釋放木元素中壓抑的能量，撫順身體之氣，進而消解灰心挫折與煩躁易怒的感受。真正薰衣草能釋放「卡在」習慣行為中的心理能量（尤其當這一切是來自心中積累已久、未被表達的情緒），這也是為什麼，當代美國草藥學家彼得·荷姆斯（Peter Holmes）將真正薰衣草譽為「破除習慣、解除危機的好手」。

　　真正薰衣草為人們帶來的那份平靜、沉著感，是來自那耀眼的藍色花朵，幾乎封閉起來、自我保護一般的外觀。那份本自俱足的平穩，正好對應到掌管真正薰衣草的占星學代表——處女座。一如處女座有過度敏感、壓抑的特質，真正薰衣草也可以安撫因害羞和窘迫而帶來的神經焦慮。

　　真正薰衣草能撫慰創傷，改善傷痛造成自我表達的壓抑，因此很適合那些充滿創造潛力，卻因為自己有意識地保持沉默，而使願望難以實現的人們。因此，真正薰衣草鼓勵人們完整地表達自己、完美地精進自己，那也是處女座身為黃道十二星座中第六個星座，所象徵的意義。

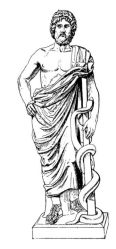

希臘醫神——亞希彼斯
（Aesclepius）

真正薰衣草的療癒功效觸及廣泛且聲名遠播，最適合的代表就是希臘醫神亞希彼斯了。亞希彼斯是阿波羅之子，從小由凱龍養大。凱龍半人半馬、知識淵博，從藝術到醫學都難不倒祂，關於醫藥的奧密自然也不在話下。

檸檬（Lemon）：精神一振、淨化清理、信任
refreshing / clear / trusting

檸檬是一種小型長青樹，樹高3到6公尺。淡綠色的葉片呈圓卵形，白色和粉色的花朵香氣芬芳濃郁。每一棵檸檬樹每年能結出1500顆檸檬，隨著檸檬逐漸成熟，顏色也會從綠色轉為黃色。

檸檬就像其他柑橘樹一樣，原生於亞洲。西元二世紀時傳入希臘，直到義大利和西西里島於中世紀開始廣泛栽培後，才展現出較大的影響力。現在，檸檬樹廣泛栽種於歐洲地中海地區，不過檸檬精油的最大產地在美國佛羅里達州與加州。

古羅馬歷史學家維吉爾（Virgil）將檸檬稱為是「中型的蘋果」，當時，人們用檸檬皮為衣物添香，同時達到驅蟲防蟲的效果。不過，一直到17世紀，新蓋倫派藥師尼可拉斯‧樂莫利（Nicholas Lemery）才較完整地認出檸檬的藥用價值。樂莫利在發表於1698年的作品中提到，檸檬能有效地清血和消脹氣。而檸檬真正聲名大噪，是英國海軍在長途航行期間，大量地用檸檬來對抗席捲船員的壞血病時。自那時起，西班牙和歐洲其他地區的人們，開始將檸檬視為仙丹妙藥，尤其用在與中毒和感染有關的情況。

透過壓榨檸檬外皮，就能取得檸檬精油。檸檬精油可說是芳香療法中最輕盈的一種精油，屬於氣味明顯的「前調類」香氣。不過，就像佛手柑和葡萄柚精油一樣，日常使用檸檬精油時，唯一要注意的是它潛在的光敏性。

從中醫的角度來看，檸檬性涼、性乾，因此能清熱、祛溼，也祛痰。檸檬精油是疏通、清潔、淨化排毒的最佳精油之一。

檸檬因為有清熱、祛痰溼的作用，因此，就像葡萄柚一樣，也是很好的淋巴疏通劑。從這個角度來看，檸檬也適合用來處理肥胖、橘皮組織、高膽固醇和動脈硬化等問題。人們也認為檸檬有化結石的作用，可以幫助溶解尿道

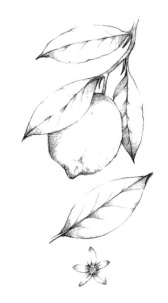

檸檬（Lemon）

Citrus limonum

植物科屬： 芸香科。

萃取部位： 果皮。

香氣： 清新、清淡、柑橘、酸香，些許甜香。

能量屬性： 涼性、乾性。

五行屬性： 土元素（以及火元素）。

效用特質： 抗細菌、抗凝血、抗感染、消炎、抗真菌、抗風濕性關節炎、抗硬化、抗痙攣、抗病毒、收斂、鎮定、祛風（消脹氣）、促進消化、溫和利尿、降低血壓、增強免疫、化結石、疏通淋巴阻塞、激勵胰腺、滋補靜脈、健胃。

使用禁忌： 具有光敏性。即使使用稀釋過的檸檬精油，也必須避免在12小時內接受日光直射或紫外線助曬。

結石和膽結石。檸檬能幫助淤滯而過度勞累的肝退火解毒，也能緩解噁心、頭痛、易怒與失眠的問題。

檸檬精油抗凝血的作用，從能量角度來看，就是一種活血的能力——這樣的療癒功效，某部分也來自檸檬的收斂作用。檸檬能改善循環、滋補血管，可以用來修復破損的微血管，調理靜脈、痔瘡和鼻血。檸檬精油也很適合用在高血壓患者身上，搭配真正薰衣草、橙花和香蜂草，能達到很好的效果。

檸檬精油抗病毒的特質，使得他很適合用來對抗一般性感冒與流行性感冒，尤其當出現黃色或綠色的卡他型痰液時。它廣泛的抗感染特質，也很適合用來為空氣消毒——可以噴在醫院病房、育嬰室和家中各處。

檸檬精油對於溼氣與痰液顯著的效果，部分來自它對脾臟和胰腺的作用。脾臟在人體中的能量角色，是負責運化食物和水分，而當它無法有效執行，通常身體就會出現淤滯。檸檬精油能激勵胰腺、化解心理阻塞，因此主要作用於土元素。

檸檬精油鮮明的酸香，能銳利心智、聚焦意識，淨化並提振五神之意（思維）。它能安撫人心、使人輕盈且精神一振，能驅散困惑、撫平焦慮的心。它能為心斷捨離，拯救那些因為沉重的負擔、決定與重重阻礙而陷入泥沼的思緒。

占星學上，掌管檸檬精油的行星有二，分別是代表人類之愛與神聖之愛的金星和海王星。也因此，檸檬一直被視為是溫和的催情劑。檸檬精油提振、清晰的作用，不只對應五神之志（意志），也對應到五神之神（心神）。檸檬能驅散心結、使情緒上的困惑與質疑「降溫下來」，為人們帶來更大的信任與安全感。檸檬就像玫瑰一樣，可以幫助人們「敞開心」——它能消解害怕涉入過多情緒、或因為他人而失去自己的恐懼。

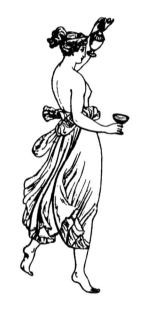

青春女神——尤文圖斯
（Juventas）

長久以來，檸檬被人們譽為保健身體的仙丹妙藥。因此，羅馬神話中青春女神尤文圖斯那年輕健康的意象，最適合用來代表檸檬與檸檬精油。

甜馬鬱蘭（Marjoram）：安慰、滿足、慈悲心

comfort / contentment / compassion

甜馬鬱蘭是一種芬芳的草本植物，株高能達30至80公分。莖上有深綠色的卵形葉片，一叢叢的花呈穗狀，顏色為白色至粉紅色。開花時，整株植物都會用來萃取精油。甜馬鬱蘭原生於歐洲南部與近東地區，目前在歐洲各地與北美地區均有栽種，最大的精油產地在法國與埃及。在甜馬鬱蘭無法生長的寒冷地帶，人們會以盆栽馬鬱蘭（*Origanum marjorana*）來替代，而野馬鬱蘭（*Origanum vulgare*）才是真正香草園中的香料牛至葉。

牛至屬（*Origanum*）這個字來自拉希臘文中的「oros」和「ganos」意思是「山中的喜悅」。古法文中的牛至叫做「mariol」，這似乎暗喻著馬鬱蘭花一節一節的樣子，就像是牽線木偶（marionette）一樣。

無論是甜馬鬱蘭、盆栽馬鬱蘭或野馬鬱蘭，都是古代人經常在料理和醫治時使用的材料。古埃及人種植盆栽馬鬱蘭，用它來製作香水、油膏與藥劑，並將它獻給鱷魚神索貝克（Sobek，戰無不克的偉大母性之神奈斯〔Neith〕之子）。

對希臘人來說，野馬鬱蘭是一種治喪藥草（Funeral Herb），人們將它種植在墓地，以為亡者帶來靈性上的安息與平靜。野馬鬱蘭和掌管愛、美與生殖的希臘女神阿弗洛狄忒（Aphrodite）有關，也是愛與榮耀的象徵，因此人們會為年輕的夫妻戴上馬鬱蘭花編織成的花冠。據說，馬鬱蘭的香氣就是阿弗洛狄忒輕輕碰觸後留下的氣味。

西元一世紀，經驗豐富的希臘軍醫迪奧斯克理德斯（Dioscorides）用馬鬱蘭製成一種叫做阿馬力奇蒙（amaricimum）的油膏，用來溫暖身體、強化神經。隨著歷史演變，人們也越來越認知到馬鬱蘭修護恢復的力量；英國都鐸王朝時期，人們甚至相信只要聞聞馬鬱蘭的味道，都可以強身健體。

甜馬鬱蘭是既強化又放鬆身體的代表精油之一。從

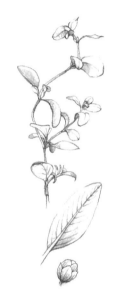

甜馬鬱蘭（Sweet Marjoram）
Origanum marjorana
植物科屬: 唇形科。
萃取部位: 開花的全株植物。
香氣: 清新的草本香、溫暖的樟腦香；香甜，帶些許木質香氣。
能量屬性: 溫性、乾性。
五行屬性: 土元素（以及火元素）。
效用特質: 止痛、抗細菌、抗感染、抗痙攣、鎮定、祛風（消脹氣）、促進消化、溫和利尿、祛痰、降低血壓、滋補神經、健胃、血管舒張。
使用禁忌: 無毒性、無刺激性。

中醫的角度來看，甜馬鬱蘭能滋補身體、促進氣的循環、清除寒性痰液，同時安穩心神。甜馬鬱蘭行氣、運氣的作用，使得它有非常獨特的抗痙攣和止痛效果。因此，它很適合用在肌肉僵硬疼痛、神經痙攣、腸絞痛和退化性關節炎等情況。甜馬鬱蘭能撫順胸中之氣，因此可以用來安撫心臟、調節心律，並進一步調理心悸、心跳過速和高血壓。除此之外，它能抗胸腔的痙攣，這意味著它是最佳的神經性咳嗽與氣喘用油，尤其當患者出現白色或清澈的痰液時。

從滋補強身的面向來看，甜馬鬱蘭也可以用來改善慢性疲勞和神經耗弱的情況。尤其當疲憊和壓力成為相互輪替的循環，或伴隨著焦慮與失眠的時候，甜馬鬱蘭尤其能帶來改善。甜馬鬱蘭能恢復脾胰之氣，並且安撫神經，因此它本身就是一種帶來「平衡」的精油。

甜馬鬱蘭香甜、滋養、平衡的特質，加上作用於五神之意（思維）的調節效果，使得它主要歸屬於土元素。當身體土元素不足，或承擔過多壓力，就可能出現擔憂和思慮過多的情況。除此之外，還可能在實際或幻想中，出現情緒的剝奪感──覺得「沒人在乎」。無論是否真的受到孤立，這樣的人們都會覺得自己是孤單、不被支持的，因此容易感覺自己遭拒，身邊沒有任何暖意或情誼。

甜馬鬱蘭能放鬆、溫暖、寬慰人心，它的存在讓這三種心理圖象不言自明。它能安撫過多的偏執想法、消解情緒上的渴求，讓人們有能力在內在滋養自己。作為一種治喪藥草，甜馬鬱蘭幫助我們接受沉痛的失去，尤其適合搭配絲柏與玫瑰一同使用。而作為一種愛情藥草（Herb of Love），甜馬鬱蘭滋養內在的匱乏，重新找到主動付出的力量。甜馬鬱蘭是大地母親慈悲的精華，讓我們看見何謂「山中的喜悅」。

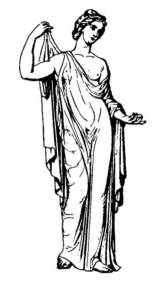

希臘愛神──阿弗洛狄忒（Aphrodite）

人們將甜馬鬱蘭，獻給代表愛和慾望的希臘女神阿弗洛狄忒。人們常說，阿弗洛狄忒所在之處便有「歡聲笑語」，因此，祂讓我們想起甜馬鬱蘭能為人們帶來的快樂和滿足。

香蜂草（Melissa）：溫和的力量、平靜無畏

gentle strength / fearless serenity

香蜂草又叫做檸檬香蜂草（其他英文俗名包括balm或 lemon balm）。這是一種帶有檸檬香甜氣息的多年生草本植物，能長到30至60公分高。香蜂草鮮綠色的葉片呈卵形或心型，一簇簇鬆散的花朵呈白色、粉色或黃色。香蜂草原生於地中海地區，現在是世界各地常見的庭園植物。自古以來，香蜂草就相當受到人們重視，「melissa」這個名字來自希臘文的「melittena」，也就是「蜜蜂」的意思。希臘醫師迪奧斯克理德斯（Dioscorides）曾言：「蜜蜂在這植物裡做喜歡的樂事」。人們種香蜂草來吸引蜜蜂，某些品質上乘的蜂蜜，就是來自它豐饒的花蜜。

除了迪奧斯克理德斯之外，羅馬藥用植物學家普林尼（Pliny）也曾特別提到香蜂草止痛、抗痙攣和修復外傷的功用。兩位醫師都建議用香蜂草來紓解牙痛、氣喘和處理傷口。阿拉伯醫師阿維森納（Avicenna）也對香蜂草讚譽有加。他在寫於11世紀的醫學著作《藥典》（*The Canon of Medicine*）中提到，「香蜂草讓心愉悅歡樂，強化人的活力與精神。」從這裡可以看出香蜂草在古代用來治療心血管與神經疾病的功用，其中最重要的，是能舒心解憂鬱。人們普遍認為香蜂草是能幫助延年益壽的藥草，瑞士醫師帕拉塞爾蘇斯（Paracelsus，西元1493至1541年）為香蜂草賦予「生命精華」的美名。

市面上大部分的「香蜂草精油」，並不是真正萃取自香蜂草（*Melissa officinalis*）的精油，而是將檸檬香茅和香茅精油混合在一起的產物，因為這兩種精油加在一起，能自然衍生出和香蜂草精油非常類似的化學成分。人們之所以會用混摻、重組的方式假造香蜂草精油，是因為真正的香蜂草精油價格實在太過昂貴——因為新鮮香蜂草葉的精油萃取率非常低。因此，在購買香蜂草精油時，請務必和你的供應商或販售店面確認，該產品是否是完全只以香蜂草萃取而來。如果是的話，價格一定不便宜！但是，這獨特的精油蘊含的溫和力量，絕對值得你做出這樣的投資。

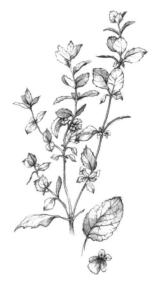

香蜂草（Melissa）

Melissa officinalis

植物科屬：脣形科。

萃取部位：葉片。

香氣：清新、綠香、草本、柑橘，帶些許甜香。

能量屬性：涼性、乾性。

五行屬性：火元素（以及木元素）。

效用特質：止痛、抗憂鬱、消炎、抗痙攣、鎮定、祛風（消脹氣）、促進膽汁分泌、促進消化、降低血壓、化結石、血管舒張。

使用禁忌：懷孕及哺乳期間不可使用，2歲以下孩童禁止使用。極度敏感、患病或受損肌膚不可使用。前列腺肥大症或青光眼患者不可使用。使用濃度不超過1%。

香蜂草在能量上屬涼性和乾性，很適合用來梳理氣滯、清肝火、降心火，也能安心除煩（調理心神）。

香蜂草能幫助身體之氣在體內循環，讓凝滯的氣流動起來，也能在抗痙攣與幫助消化有顯著的作用。香蜂草能增強肝臟、胃部和腸道功能，可以化解上腹部的痙攣、神經性消化不良、嘔心想吐和脹氣。香蜂草能安撫肺氣流動，因此很適合調理神經性氣喘，並且能舒緩咳嗽，以及帶黃痰的上呼吸道黏膜炎。香蜂草就像真正薰衣草精油一樣能夠止痛，意味著它也能妥善紓解偏頭痛和經痛的症狀。

香蜂草精油清心、安神的作用，對於煩躁不安、失眠與神經不安等情況，都能帶來很好的效果。香蜂草也是一種血管擴張劑，很適合高血壓患者使用。

香蜂草能和諧五神之神（心神）與魂（乙太體靈魂），因此是重要的憂鬱症用油——尤其是那些在情緒上格外敏感，壓力承受度較低的人們。香蜂草本身就是一種纖細溫柔卻堅韌強壯的植物，它在人體上細緻的作用，能使那些容易因衝突而受傷人們感到共鳴。這樣的人通常把力量用在承受，而不是去回應和表達那些受傷與憤怒的情緒。於是，情緒在體內不斷累積，最終心神會進入一種壓抑而暴虐的狀態，用17世紀草藥學家尼可拉斯·卡爾佩伯（Nicholas Culpeper）的話來說，就是「黑膽汁人」（black choler，來自體液學說的四種分類法）。

根據卡爾佩伯的說法，香蜂草的代表星座是巨蟹座。除了掌管身體的心包、胸部和胃以外，巨蟹座也是人類情緒根源的象徵——代表成為母親，也代表童年。香蜂草能觸碰到靈魂深處代表情緒的「內在小孩」。透過檸檬般清新、蜜般香甜的氣味，香蜂草能幫助我們重新回到清明狀態，為內心困惑、仰仗他人的靈魂，找到穩穩的安全感。

香蜂草酸香、收斂的特質類似真正薰衣草，能幫助心神回歸於心，香蜂草適合用來改善焦慮型憂鬱症，也是有不祥預感時的最佳用油，能讓寧靜取代內心的狂風暴雨。

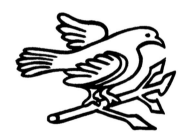

和平之鴿

鴿子在古代是和平、溫和與純淨的象徵，同時也代表著女性和母愛。在此，這個基督教的圖案讓我們想起，香蜂草精油能讓我們回歸寧靜，保持一顆簡單的心，並成為精神力量的來源。

沒藥（Myrrh）：寂靜的孤獨、超脫的平靜

tranquil solitude / transcendent peace

沒藥是一種從樹皮滲出的樹膠，或稱樹脂，來自沒藥屬（Commiphora）80多種植物當中的一種。沒藥樹多刺而矮小，生長於中東、北印度和北非等地。這種沒藥樹（Commiphora molmol）高約3公尺，它的枝葉繁茂、相互扭結，葉片狹小呈三葉形，開白色小花。在枝幹上切出裂口，就會滲出一種淡黃色的油樹脂，暴露在空氣中，凝結成半透明的紅棕色樹脂塊，就像一滴滴「眼淚」。

沒藥（myrrh）這個字來自阿拉伯文「苦」（murr）的意思。四千年來，沒藥在整個近東和地中海地區，都是普遍常用的芳香材料。沒藥有濃郁持久的芬芳，因此成為人類最早看重的芳香材料之一。

沒藥在古埃及的宗教和醫療上，扮演著核心的角色。埃及人稱沒藥為「punt」或「phun」，用它來製作修復藥膏，也用沒藥作為慎終追遠的治喪藥草（Funeral Herb），透過焚燃沒藥來榮耀死者。鷹頭人身的荷魯斯（Horus）是古埃及太陽神，人們認為，沒藥就是荷魯斯的眼淚。

沒藥在古希伯來文化中也扮演著同樣重要的地位。希伯來人在進行宗教儀式前，會飲用浸泡沒藥的酒，來提高自己的意識層次，以為接下來的典禮做好準備。沒藥不僅是耶穌誕生時東方三賢士致贈的禮物之一，也出現在耶穌死亡之際。《約翰福音》（*The Gospel according to St John*）中提到，尼克迪慕（Necodemus）在耶穌埋葬前，「帶去沒藥和沉香的混合香料，照著猶太人喪葬的規矩，把耶穌的身體用細麻布和香料裹起。」

沒藥在歷史上一直是受到人類重視的療癒之寶。從希臘、羅馬時代，一直到20世紀，沒藥被人們製成各式各樣的油膏與霜膏來使用。其中，人們最看重的就是它消毒、幫助外傷復原和抗卡他等特質。

從中醫的角度來看，沒藥的能量屬溫性和乾性。沒藥

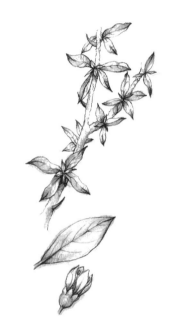

沒藥（Myrrh）

Commiphora molmol

植物科屬：橄欖科。

萃取部位：樹脂。

香氣：樹脂、香脂、濃郁，帶些許樟腦氣味。

能量屬性：溫性、乾性。

五行屬性：土元素（以及金元素）。

效用特質：抗細菌、抗卡他（上呼吸道黏膜炎）、抗憂鬱、抗感染、消炎、抗寄生蟲、抗病毒、收斂、安撫平復、鎮定、祛風（消脹氣）、幫助傷口癒合、祛痰、幫助外傷復原。

使用禁忌：無毒性、無刺激性。

精油很適合用在因脾胰虛弱，導致體內溼氣累積，於是人顯得疲憊、寒冷、淤滯的人們。沒藥有收斂的特質，因此適合用在長期腹瀉與陰道分泌物過多的情形。臨床實驗證明，沒藥也可以幫助降低血液膽固醇，改善肥胖與缺血性心臟病等情況。

沒藥精油也有著名的抗細菌、抗真菌和消炎作用，傳統上用它來治療口腔、牙齦和喉嚨感染，以及陰道炎與鵝口瘡等情況。它有助於安撫平復和祛痰的特質，很適合用來處理喉炎、失聲與支氣管炎，尤其可以搭配藍膠尤加利、茶樹與歐洲赤松精油使用。

沒藥就像乳香精油一樣，能溫柔安撫神經系統，為心靈注入深深的寧靜感。沒藥香甜的樹脂氣息中，帶有穩重的大地氣味（後調），加上它對脾胰的作用，使得它特別具有土元素的特質。沒藥能安撫不適、清明心智、幫助五神之意（思維）紮根，因此是能夠幫助思慮過盛、擔憂和心煩意亂的主要精油之一。

沒藥精油對於精神的作用，就像乳香一樣，是帶來內在的寧靜與祥和，讓意識能從煩亂不安的思緒與日復一日的瑣事中跳脫出來。沒藥既是一種治喪藥草，它為人們帶來的平靜感，能幫助撫平悲慟與憂傷——這使得它連結到五元素中的金元素。沒藥來自切開樹木滲出的樹脂——本質上就是帶著傷的藥——因此它也能在精微層面，幫助修復痛失所愛和遭受拒絕帶來的傷口。沒藥是沙漠裡永恆的風景，因此，沒藥精油中也帶有來自孤寂的撫慰力量。

沒藥是神祕學中的魔法藥草（Magical Herb），能使靈性與肉身合一。沒藥在「天堂」與「地球」搭建起橋樑，強化人體脈輪中，頂輪至海底輪的連結（從尾骨至頭頂沿脊椎分布的能量中樞）。如此一來，靈魂的夢想和願景能真正落實在地球，並獲得「魔法」成真所需要的力量。

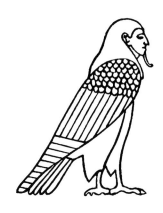

巴（ba）——自我

沒藥深入靈魂深處，幫助我們穿越、轉化物質所見。它提高自我的意識層次，因此，就像古埃及文化中人頭鳥身的「巴（自我的靈魂）」一樣，無形無貌，自由翔翔。「巴」和代表意識與小我的「卡（Ka，肉身的靈魂）」有所不同。

橙花（Neroli）：安心、尋回、更新

reassurance / retrieval / renewal

　　橙花是苦橙樹開出的芬芳花朵，苦橙樹也叫做酸橙樹，或塞維亞橙樹（*Citrus aurantium var. amara*或 *Citrus bigaradia*）。這四季長青的果樹能長到10公尺高，葉片深綠呈卵形，白色的花朵花瓣厚實多肉，能結出小型的深色果實。

　　苦橙樹原生於東南亞地區，後傳至印度、波斯一代，現在廣泛種植於地中海、加州和南美地區。一棵苦橙樹能萃取多種不同精油，像這樣的植物並不多見：苦橙花能萃取橙花精油、葉片和細枝能萃取苦橙葉精油，而苦橙的果皮則能萃取苦橙精油。橙花精油最主要的產地在突尼西亞、義大利與法國。

　　苦橙樹最早在10或11世紀，由阿拉伯人栽培於地中海地區。人類發現新大陸之後，苦橙樹也傳入西印度群島，接著進入北美、中美與南美地區。不過，一直到1563年，義大利自然學家迪拉波塔（Giambattista della Porta）才首度提及使用橙花蒸餾精油，這也是最早蒸餾橙花精油的文獻記載。

　　一般認為，橙花（Neroli）的名字是來自義大利奈洛莉郡（Neroli）的公主安娜瑪麗亞（Anna Maria de la Tremoille）。奈洛莉郡靠近羅馬一帶，這位17世紀的公主，讓義大利人民首度知道橙花精油為何物。橙花是安娜瑪麗亞隨身的香氣，任何想得到的地方，包括手套、文具與披巾，都少不了橙花的氣味。

　　橙花也是馬德里地區娼妓愛用的香氣，人們憑著香氣就能認出她們。另一方面，橙花也用於新娘的頭飾與花束，象徵純淨與童貞。橙花也是經典古龍水的重要成分，搭配真正薰衣草、佛手柑、檸檬與迷迭香等精油，就能調出迷人的芬芳。從藥用價值來看，橙花能溫和地滋補神經系統。

　　橙花性溫，濕度為中性，能清熱、放鬆神經、提振精

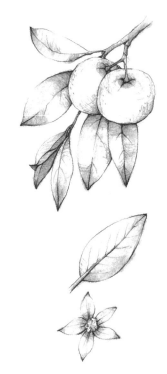

橙花（Neroli）

Citrus aurantium var. amara

植物科屬： 芸香科。

萃取部位： 花朵。

香氣： 花香、苦甜、溫暖、馥郁，像橙子一樣。

能量屬性： 涼性、濕度中性。

五行屬性： 火元素（以及木元素）。

效用特質： 抗細菌、抗憂鬱、抗感染、抗寄生蟲、溫和收斂、鎮定、促進消化、滋補靜脈。

使用禁忌： 無毒性、無刺激性。

神。

橙花就和玫瑰、真正薰衣草和香蜂草一樣，是定心安神、穩定五神之神（心神）的最佳首選。橙花特別適用於熱性、激動的心症，例如煩躁不安、失眠與心悸；此外，也很適合高血壓患者使用。橙花可以調節神經系統，紓解各種神經紊亂的情況，能幫助心理與情緒上的緊張放鬆下來，改善神經性憂鬱症，以及慢性與及性的焦慮症。

橙花還有類似甜橙精油的作用，能利肝、利脾胰，改善神經性胃弱、腹痙攣與腸絞痛。橙花有溫和的收斂作用，因此也很適合用來處理腹瀉，尤其是兒童的腹瀉症狀。

從心理層面來看，橙花能平定心神，使得它歸屬於火元素。橙花精油細緻、馥郁的甜花香，既安撫人心又令人愉悅，而其中的一絲苦味，則幫助人們「紮根於現實」。

橙花很適合情緒激烈緊繃、容易上下波動、動不動就築起防備或被激怒的人們使用。這樣的人們特別敏感，容易受壓力影響，因此很容易就會在情緒上感到耗竭，最終感到憂鬱。除此之外，如果心中的憤怒未被表達，或者有不被自己意識到的憎恨與憂鬱，那麼就很容易被深深的絕望吞沒。橙花精油可以帶來安慰和力量，幫助人們把壓抑的情緒釋放出來——透過放鬆我們的陰（月，潛意識）與陽（日，意識），並讓這兩個面向整合起來。

橙花既感官又靈性，能幫助人們把斷連的身體和心靈，重新連結起來。舉例來說，如果神經性的憂鬱壓制了性的慾望，橙花能在感官上令人放鬆，重新感受到情緒的和諧。另一方面，要是擾人的情緒不斷被壓抑在意識深處，反而透過痙攣與疼痛的方式「從身體浮現」，橙花也能為這些情緒鋪設一條緩緩釋出的道路，平復源於否認的憂鬱。就此看來，橙花適合所有深陷情緒之苦、失去希望和快樂的人們使用。

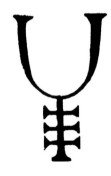

汞齊化（amalgamate）
汞齊是將汞與其他金屬組成合金。這個中世紀的煉金符號，象徵橙花在情緒上統合、和諧的作用。

甜橙（Orange）：輕鬆、適應力、樂觀主義

ease / adaptability / optimism

橙（orange）這個字來自它的梵文名稱「*naranji*」。甜橙精油是透過冷壓萃取甜橙果皮而來，而甜橙則是甜橙樹（*Citrus sinensis*）的果實。柑橘屬（*Citrus*）底下包含了許多長青或半長青的樹木與灌木，個個都以能結出豐沛多汁的果實見長。現今可見的柑橘品種，大部分都是源自苦橙（*Citrus aurantium var. amara*），那是一種比甜橙更大、更堅韌的樹種。相較於甜橙樹和苦橙樹，橘（桔）樹（*Citrus reticulata*）的個頭更小、葉片更小，但果實的香氣也相對更細緻。

甜橙原生於亞洲。1520年，葡萄牙探險隊佔領澳門後，將這植物從中國南方帶回歐洲。因此，甜橙在當時又叫做「葡萄牙橙」。而後，就和檸檬一樣，甜橙也被哥倫布帶到新世界，於是在西印度群島與美國佛羅里達州均有栽種。現在，最大的甜橙精油產地在巴西、美國加州、以色列和美國佛羅里達州。

最早認出橙有療癒價值的，是古代中國人。風乾後的橙皮，一直是數百年來重要的一味中藥。雖然成熟與未成熟的果實都能拿來入藥，但藥用價值最高的，是未成熟的苦橙（枳實）——主要能激勵消化、緩解痙攣。橙在中國也是代表好運與興隆的象徵。在18世紀的歐洲，橙緩解神經疾患、心臟問題、腸絞痛、氣管和憂鬱的功能，使得它成為家喻戶曉的保健良藥。

從能量的角度來看，甜橙精油主要的作用就和佛手柑與橘（桔）一樣，在於消除身體淤滯、促進氣的循環，尤其對應積累在肝、胃與腸道的氣滯。

因此，甜橙是消化系統最全能的首選精油。除了促進氣的循環之外，甜橙還有健胃的作用，因此有獨特的抗痙攣和祛風（消脹氣）效果，很適合用來處理腹脹、腹痛、食慾不振、消化不良、脹氣、噁心嘔吐等情形。甜橙也可以改善便秘與腸躁症等情況。

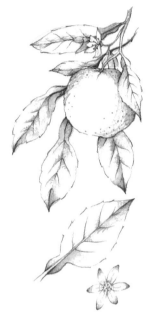

甜橙（Orange, Sweet）
Citrus sinensis

植物科屬：芸香科。

萃取部位：果皮。

香氣：溫暖、清新、柑橘、甜香。

能量屬性：溫度中性、濕度中性。

五行屬性：木元素。

效用特質：抗感染、抗痙攣、鎮定、祛風（消脹氣）、促進膽汁流動、促進消化、激勵肝臟、健胃。

使用禁忌：無毒性、無刺激性。

甜橙的許多功效，主要都來自它對於肝的作用。肝在人體中是負責確保全身氣流順暢運作的器官，甜橙利肝、利膽的作用，不僅能促進膽汁流動（幫助脂肪分解），還可以消除因肝氣滯而產生的大部分症狀：包括作嘔的頭痛、緊繃與失眠。

就像佛手柑和橘（桔）一樣，甜橙令人放鬆、行氣運氣的酸香，使得它與木元素格外有連結。當壓力和挫折在身體中累積，身體之氣就會阻塞、淤滯，進而造成肝不和、乙太體靈魂受困（五神之魂）（肝藏魂）。甜橙能使淤滯的氣流動起來，紓解緊繃和挫折感。它溫暖、陽光、香甜的氣味，為人們帶來喜悅和正能量，讓氣滯導致的情緒波動和易怒都消散開來。

具體來說，甜橙適合用在著重效率、工作認真、追求完美與卓越成就，但不容許出任何差錯，或犯一點小錯的人們。甜橙也適合一步步都完美計劃好，因此難以將事務下放、分派出去的人們。這樣的人通常情緒緊繃易怒，因為他們總是「太過用力」。就是這份緊繃，以及不願向他人請教或求助的態度，經常為他們招來自己最想避免的麻煩。最終，他們越來越習慣性地覺得「一定會出什麼差錯」。

甜橙精油能幫助我們用更放鬆的方式看待事物，增加彈性與適應力，用更順暢的方式處理事情。甜橙和樂觀之星──木星有關，它為人們帶來樂觀的態度，在遭遇困難時，能夠從哲學的角度思考。甜橙幫助我們隨和、有技巧地駕馭人生，這才是「好運」真正的來源。

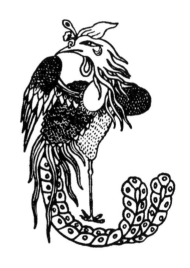

鳳凰

中國人在農曆新年用橙祝願來年幸福興旺。神話中的鳳凰被譽為鳥之「王者」，同樣也是好運和豐盛的象徵。

玫瑰草（Palmarosa）：安全、流動、有彈性

secure / fluid / adaptable

玫瑰草是一種野生的草葉植物，能長到3公尺高。它的莖幹修長，葉片如草，芬芳沁鼻，在植株頂端開一簇簇的花朵。隨著花朵逐漸成熟，會從藍白色漸漸轉為深紅。玫瑰草在植物學上屬於香茅屬（*Cymbopogon*）（原被歸為須芒草屬〔*Andropogon*〕），其中成員均為熱帶草葉植物，為人熟知的還有檸檬香茅與香茅。

玫瑰草原生於印度次大陸，在馬達加斯加島、印度、巴西和科摩羅島都有大規模的廣泛栽種。玫瑰草（*Cymbopogon martini*）又可分為「*motia*」和「*sofia*」等兩個品種。「*Sofia*」這個品種（也叫做薑草）在低海拔地區、土壤潮濕、排水性差的地區長勢最好——尤其是多雨多霧的山谷或森林中。「*Motia*」這個品種（也就是一般所說的玫瑰草）則喜歡生長在乾燥、排水良好的土壤中，最適合陽光普照的山坡地和森林空地。玫瑰草能萃取氣味細緻的精油，商業價值也較高。印度人稱玫瑰草為「rosha」，在當地是沿著恆河長至阿富汗的野生植物。

人類蒸餾玫瑰草精油的歷史可以追溯至18世紀。當時，人們稱它為「印度天竺葵精油」或「土耳其天竺葵精油」，透過船運方式，從孟買傳入君士坦丁堡和保加利亞，主要的作用是混摻作為假造的玫瑰精油。現在，雖然印度仍是玫瑰草精油的大宗產地，但人們普遍認為，來自馬達加斯加島的玫瑰草精油品質最為上乘。商業上，玫瑰草精油是香皂、香水的香氣原料之一，也可以用來為菸草調味。

根據印度藥典記載，包括玫瑰草精油和乾燥的玫瑰草葉，都是印度傳統阿育吠陀療法會用到的藥材。玫瑰草精油可以用來調理神經痛、腰痛、坐骨神經痛和風濕性疼痛，而乾燥的玫瑰草葉則用來退燒散熱、調理胃弱、緩解腸絞痛。對於掉髮也能帶來幫助。從中醫的角度來看，玫瑰草的能量屬於涼性、濕性，因此就像玫瑰和天竺葵一

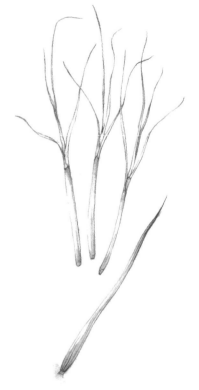

玫瑰草（Palmarosa）

Cymbopogon martinii var. motia

植物科屬：禾本科。

萃取部位：草葉。

香氣：柔軟、清新、柑橘、綠香，類似玫瑰的氣味。

能量屬性：涼性、濕性。

五行屬性：火元素。

效用特質：抗細菌、抗憂鬱、抗感染、抗真菌、消炎、抗病毒、溫和收斂、鎮定、滋補心血管、促進細胞新生、退熱、滋補神經、滋補子宮。

使用禁忌：無毒性、無刺激性。

樣，能清熱、滋陰——陰能量在人體中有安撫、滋潤的效果。

玫瑰草最常見的用途，就是處理皮膚問題，以及用於一般性的皮膚保養。它出色的滋陰功能，帶來優秀的潤膚功效，對於乾燥、缺乏營養的肌膚，能帶來很好的調理效果。另一方面，它清涼、消炎的特質，很適合用來處理皮膚炎、濕疹和牛皮癬；而抗菌、抗病毒與抗真菌的效果，則能對應多種皮膚感染症狀，包括癤腫、帶狀皰疹和皮膚黴菌感染。

用玫瑰草搭配真正薰衣草、茶樹與天竺葵精油，可以幫助消除生殖泌尿道的感染，例如膀胱炎、尿道炎與陰道炎。

玫瑰草精油能滋補心血管、放鬆神經，因此能穩定心臟和神經系統。玫瑰草能強化心陰、穩定心神（五神之神），因此可以用來調理心悸、煩燥不安、失眠與焦慮。玫瑰草特別適用於熱性的症狀，尤其當患者伴隨緊繃與耗弱的情形。

玫瑰草細長的莖幹，恰恰說明了**動**（movement）的原則：它的木質組織將水和養分從根部運送至頂端；韌皮組織則將葉片製造的養分，傳到其他部位。同時，莖幹組織用來儲存水和食物——本身就帶有陰的本質。

玫瑰草傳遞著動與承載的意義，在情緒上，能幫助人們擁有更自由流動的彈性與安全感。玫瑰草仿似玫瑰的柔軟氣味中，有一絲檸檬氣息，能夠安撫、收斂、驅散、聚集。它就像玫瑰精油一樣，能幫助人們回到中心，安撫心神，並且像檸檬一樣，能消除所有的壓迫感。

玫瑰草最適合用在神經緊張、缺乏安全感，尤其是無法容忍變化、親密伴侶經常不在身邊的人。這樣的人很容易變得黏人、佔有慾強，他們善妒，對於所愛的人很難「放手」。

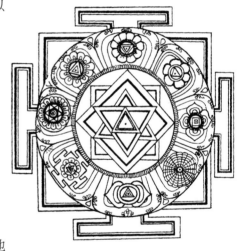

心輪（The Heart Chakra）

這個八方雅卻（Yantra，一種瑜珈士使用的視覺工具）能幫助人們平衡位於胸中的能量中樞——心輪。這樣的效果，就是玫瑰草精油透過精微層面的情緒安撫，為人們帶來的核心作用。

廣藿香（Patchouli）：紮根、喚起、滋養

earthing / arousing / enriching

廣藿香是一種多年生的叢生藥草，株高能達1公尺，莖幹結實，葉片柔軟多毛，花朵在頂端呈穗狀分布，白色中有淡紫點綴。廣藿香原生於東南亞地區，這種小灌木是蘇門答臘和爪哇一帶的野生植物，分布在海拔900至1800公尺高的地區。

作為一種栽培作物，廣藿香一年可收成兩至三次，最佳採收季節在潮濕的雨季。農人會徒手摘下氣味強勁的葉片，放置三天風乾後，才進行蒸餾。目前，世上大部分的廣藿香精油都是來自印尼，不過，中國、馬來西亞和印度也是廣藿香精油的生產地。

廣藿香（patchouli）這馳名四方的名字，是來自印度斯坦語的pacholi。19世紀時，印度人用廣藿香來增添紡織品和長披巾的香氣，法國服裝製造商不得不跟進，為本地衣物也薰上廣藿香的香氣，才能確保銷量無虞。廣藿香持久穩定的後調香氣，使得它成為出色的天然定香劑，在香水業中扮演著重要的角色。廣藿香也是一種隨著時間越陳越香的精油，這在精油中並不常見。

數百年來，廣藿香在馬來西亞、中國和日本等地，也一直是傳統醫療使用的重要材料。廣藿香消炎、收斂的特性，可以用來處理皮膚炎、腸炎與腹瀉。廣藿香可以透過燻燃為環境消毒，也可以塗抹在身上，人們不僅用它來防止熱病和傳染病蔓延，也認為它能帶來增強免疫的效果。廣藿香也是有效的殺蟲劑，一直以來都是蛇咬和蟲咬時，最有效的療癒用藥之一。

從能量角度來看，廣藿香就和茉莉一樣，性溫，卻有消炎特質。廣藿香既安撫人心又溫柔地激勵鼓舞，這樣加乘的作用，能讓人們感覺活力一振。

廣藿香是重要的皮膚療癒用油，它既能抗菌，又能潤膚，因此適用於多種皮膚疑難雜症。廣藿香也能促進組織再生，因此能幫助乾裂、潰瘍的肌膚修復新生，也是治療

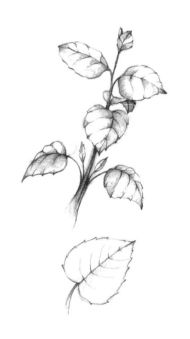

廣藿香（Patchouli）

Pogostemon cablin

植物科屬：脣形科。

萃取部位：新葉與嫩枝。

香氣：香甜、溫暖、泥土、麝香、辛香。

能量屬性：溫度中性、乾性。

五行屬性：土元素（以及火元素）。

效用特質：抗細菌、抗感染、消炎、抗真菌、幫助傷口癒合、解充血、促進消化、退熱、增強免疫、驅蚊蟲、滋補靜脈、滋補性能力、健胃、促進組織新生。

使用禁忌：無毒性、無刺激性。

濕疹的好幫手。廣藿香有抗細菌、抗病毒的作用，可以用來調理青春痘、膿痂疹和各種皰疹。用廣藿香搭配絲柏、天竺葵，可以暢通血管、收斂靜脈，幫助改善痔瘡與靜脈曲張的情況。

不過，廣藿香最重要的療癒價值，仍然在於能量和心理層面。廣藿香香甜溫暖的大地氣息，可以改善脾胰氣虛，並且特別適合伴隨疲憊不堪、便溏、腹脹的人們使用。廣藿香也特別適合用來調理低落的免疫力，尤其是因過度勞累、長期焦慮，而導致容易感染的人們。

心理上，廣藿香能和諧土元素與五神之意（思維），它幫助人們紮根、使心神穩定，因此不會因過多的思緒和擔憂所困擾。同時，它也適合心智過於活躍、神經緊繃，感覺和身體感官「失去連結」的人們使用。從這個角度來看，廣藿香麝香般濃郁的氣味，也能透過放鬆幫助催情，就像茉莉和依蘭一樣。廣藿香也可以用來改善陽痿、性冷感與性焦慮等情況。

廣藿香也像羅勒和達米阿那（damiana）一樣，除了催情之外，也伴隨著抗憂鬱的效果。廣藿香能平息過度活動的心智，輕柔地激勵感官，因此能提振心神（五神之神），透過溫暖辛香的氣息讓人歡悅、受到鼓舞。

廣藿香精油最適合用在心智活躍和情緒緊繃的人們，這樣的人難以享受感官、表達創意。廣藿香在這類人身上的用處，將不只是激發和提振，還會支持人們對孕育、生育的想像，重新喚起對「懷胎和構想」的渴望。

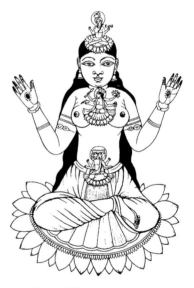

三位一體

從這個圖中，可以看到作用於人類精微體中的三個主要力量。梵天（Brahma）的創造力坐落於臍輪；毗濕奴（Vishnu）的平衡、存藏之力坐落於心輪；而濕婆的超越、轉化之力坐落於頂輪。廣藿香便是作用於這三股力量，並且幫助彼此達到和諧。

胡椒薄荷（Peppermint）：注意力、容忍度、遠見

attentive / tolerant / visionary

胡椒薄荷是一種多年生草本植物，株高可達30至100公分，矛尖狀的葉片呈鋸齒狀，花朵白色，有時也開淡紫色花。胡椒薄荷（*Mentha piperita*）來自脣形科薄荷屬，底下有約20個薄荷品種（含雜交種），這些薄荷植物全株莖葉均含有精油。薄荷原生於地中海地區和亞洲西部，現在遍布於全球溫帶地區。

在眾多薄荷品種中，胡椒薄荷無論在商業或醫療上，都是最重要的一個品種。其他常見的薄荷品種還有綠薄荷（*Mentha spicata*）、水薄荷（*Mentha aquatica*）、野薄荷（*Mentha arvensis*）與檸檬薄荷（*Mentha x citrata*）。一般認為，胡椒薄荷是綠薄荷與水薄荷雜交的品種。

從埃及艾德夫（Edfu）神廟的象形文字可以看出，早在古埃及時代，人們就以薄荷作為儀式用的香料，也是神聖燻香奇斐（kyphi）當中的成分之一。在希臘羅馬時代，薄荷更是人們每日生活的良伴，人們不僅用薄荷來增添洗澡水的香氣，也將薄荷磨成的粉末撒在床上。羅馬植物學家普林尼（Pliny）對薄荷消脹氣和滋補神經的作用讚譽有加，認為「光是它的氣味，就足以令人精神一振、煥然一新」。早在14世紀，人們就懂得用胡椒薄荷精油來美白牙齒，後來也用它來掩蓋菸草的氣味。

一般認為，薄荷屬（Mentha）的名稱是來自一個希臘神話的典故。相傳，冥王曾經熱烈追求水仙女門塔（Minthe），冥后佩耳塞福涅（Persephone）發現後嫉妒心起，遂將門塔變為一種香甜的藥草。還有一說，認為「mentha」是從拉丁文的「mente」演變而來，意思是「思維」。

胡椒薄荷辛辣、振奮的特質，在第一時間能讓身體溫熱起來。不過最終，胡椒薄荷精油留下的影響會是清涼、清新的，因此，它特別適合用來處理各種熱性的症狀。能量上，胡椒薄荷性涼、性乾，可以幫助身體之氣的循環、清除熱性痰液、激勵神經和頭腦。除此之外，它也有抗感染

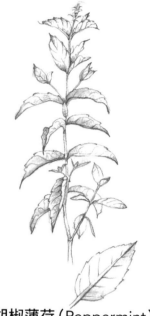

胡椒薄荷（Peppermint）

Mentha piperita

植物科屬：脣形科。

萃取部位：葉片。

香氣：清新、清涼、辛辣的甜味；乾淨的薄荷香氣。

能量屬性：涼性、乾性。

五行屬性：土元素（以及木元素）。

效用特質：止痛、抗細菌、抗卡他（上呼吸道黏膜炎）、抗真菌、抗感染、消炎、抗痙攣、抗病毒、祛風（消脹氣）、利腦、促進膽汁分泌、促進消化、祛痰、退熱、激勵肝臟、驅蚊蟲。

使用禁忌：懷孕及哺乳期間不可使用，2歲以下孩童禁止使用。癲癇症、發燒或心臟病患者不可使用。使用濃度不超過2%，成人24小時內不可使用超過1毫升。

的作用。

從這個角度來看，胡椒薄荷很適合用來對抗以嚴重發燒、喉嚨痛和頭痛為病徵的一般性感冒與流行性感冒。這種時候，可以用胡椒薄荷加上絲柏、藍膠尤加利與檸檬精油，稀釋在基底油中，塗擦在肩膀、頸部與太陽穴。胡椒薄荷也有溫和的祛痰作用，能改善伴隨黃色黏稠痰液（熱痰）的各種呼吸道症狀。因此，它也可以用來作為慢性支氣管炎、支氣管型氣喘的輔助治療，尤其當患者消化功能較弱時。

胡椒薄荷可以激勵胃部與腸道的氣流，是改善消化系統最有效的精油之一。它能紓解胃弱、噁心、上腹滿脹與脹氣等問題。胡椒薄荷抗痙攣和消炎的效果，也對腸絞痛、潰瘍型結腸炎與肝炎有很好的效果。

胡椒薄荷抗痙攣的特質，有部份是來自它對神經系統的作用。胡椒薄荷清新、辛辣，能激勵並喚醒神經與腦部，增強記憶力與學習效益。雖然胡椒薄荷並不是處理慢性神經衰弱的主要用油，對於心理上的倦怠感卻很有幫助，尤其是需要立即見效的時候。

胡椒薄荷可以活化心智、激勵胃功能，對於五神之意（思維）和土元素能發揮直接的效果。胡椒薄荷精油一方面增強專注力和消化能力，另一方面也幫助人門消化新的點子與見聞。就像作用在我們心理上的「胃」一樣，胡椒薄荷不只能幫助心智上的學習，也有助於發展情緒的容忍度。「我的胃可吞不下去！」這句俚語恰好說明了胡椒薄荷能帶來的助益。

1597年，英國醫師約翰·傑拉德（John Gerard）相信「啜飲一口水薄荷水，或只是聞聞它的氣味，能讓人們的心找回喜悅」。傳統上，薄荷是一種預示藥草，不只能提振精神，還能幫助人們在夢中預見未來。顯然，胡椒薄荷精油不僅能增強我們在心理上和靈性上的接受度，也像快樂鼠尾草與月桂一樣，能為需要靈感和洞見的人帶來靈光一現。

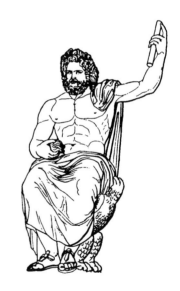

天庭之神——宙斯（Zeus）

薄荷是古希臘人獻給眾神之王宙斯的植物。宙斯是天空之神、雷電之神，反映出薄荷預見的能力——也反映出它既能清晰心智，也能激勵靈感的作用。

歐洲赤松（Pine）：清晰的自我認同、鮮活的自我形象

distinct self-identity / vibrant self-image

歐洲赤松是一種高大的長青樹，樹高能達40公尺高。歐洲赤松紅棕色的樹皮充滿裂紋，一對對藍綠色針葉質地堅硬，結尖型棕色毬果。松屬（Pinus）底下有超過一百種松樹，每一種松樹都能分泌松脂，並提煉成松節油。歐洲赤松（*Pinus sylvestris*，又叫挪威松）是其中分布最廣、最普遍可見的松樹，雖然濱海松（*Pinus pinaster*）、矮松（*Pinus mugo*）也是相當重要的松樹品種，但歐洲赤松的療效最為安全、顯著。歐洲赤松原生於歐洲北部和俄羅斯，目前也大量生長在北美地區。歐洲赤松的針葉、嫩枝與毬果都可以用萃取精油，但品質最佳的歐洲赤松精油，是只以針葉萃取的精油。

歐洲赤松筆直、無分枝的渾圓樹幹，數百年來都是極有經濟價值的木材，一度是人們最喜歡用來製作帆船桅杆的材料。古埃及人喜食松仁，用松仁製成麵包；美國印地安人則用松樹的嫩枝來預防壞血病。印地安人在汗屋進行的傳統儀式，就是用細嫩的松枝和雪松、杜松一起焚燃，透過燻煙淨化人的靈魂。他們也像瑞士人一樣，將乾燥的針葉填塞入床墊之中。

希臘醫師迪奧斯克理德斯（Dioscorides）和蓋倫（Galen）都曾力薦松果的作用，尤其用松果和苦薄荷（horehound）與蜂蜜一起滾煮，能幫助「久治不癒的咳嗽」，還可以「清理胸肺」。後來，將新生的松針浸軟放進泡澡水中，便成了家家戶戶的傳統療方；人們泡松針浴，來緩解風濕性疼痛與神經耗弱的情況。

從中醫的角度來看，歐洲赤松精油性溫、性乾燥，能補氣。歐洲赤松能祛痰、舒緩胸肺，並且有抗菌功能，因此特別適用於各式各樣的肺部不適，即便它也能幫助緩解風濕痛等其他症狀。

歐洲赤松是最適合用來清除肺部的寒性痰液，以及抵抗呼吸道感染的精油之一。歐洲赤松可以用來處理鼻竇

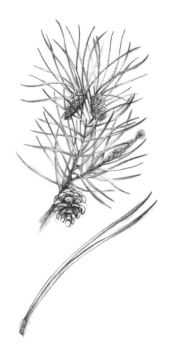

歐洲赤松（Pine）

Pinus sylvestris

植物科屬：松科。

萃取部位：針葉。

香氣：濃重、清新、松杉、香脂、木質。

能量屬性：溫性、乾性。

五行屬性：金元素。

效用特質：止痛、抗細菌、抗感染、消炎、抗風濕性關節炎、安撫平復、解充血、祛痰、提高血壓、化結石、滋補神經、促進局部血液循環（皮膚發紅）。

使用禁忌：無毒性、無刺激性。

與支氣管阻塞、咳嗽、氣喘和支氣管炎等症狀。用歐洲赤松搭配百里香、藍膠尤加利和茶樹，可以有效處理症狀為發冷、疲憊，帶清痰或白痰的一般性感冒或流行性感冒。

　　歐洲赤松抗菌消炎的作用，也可以用於生殖泌尿系統，改善膀胱炎與腎盂炎等問題。而透過激勵腎臟、降低血液中的尿酸，這安撫舒緩的精油也能緩解風濕性疼痛與關節炎的不適。

　　歐洲赤松能補肺、補腎、補神經，和迷迭香與百里香一樣，可說是最能有效抵抗疲勞、修復神經衰弱的精油。歐洲赤松精油尤其適合那些除了疲憊勞累之外，還伴隨呼吸短淺、胸喘、腰痛的人們。

　　除了能量作用之外，歐洲赤松也能在心理上帶來強化鞏固的效果。它清新、辛辣、「如空氣般」的香氣，加上擅長作用於肺的作用，使得它主要和金元素有關。歐洲赤松能為五神之魄（身體之魂），也就是我們生命的精魂注入活力，「打開胸腔」引進正面能量，幫助人們重拾自信。歐洲赤松也像牛膝草和百里香一樣，能驅走憂鬱和悲觀主義，幫助人們重新喚起自己在本能上和生命的連結。

　　從一個更精微的角度來看，英國巴赫花精始祖——愛德華‧巴赫醫師（Edward　Bach）認為，松樹花精對應的是「容易自責的人們」。這樣的人不僅認為自身行為是自己的責任，也將他人的過失和痛苦歸咎在自己身上。歐洲赤松是一種防護藥草，最適用於金元素失衡的情況，也就是當事人「自我界線」模糊、自我認知微弱——無法將自己和他人的責任分辨清楚時。這樣的人們無法變化自己的環境，於是便會轉而向內，感覺無助、找不到價值感。

　　歐洲赤松能幫助人們重新找回情緒的正面態度和「界線」，同時讓我們有能力去「處理」生活各式各樣的經驗。歐洲赤松也幫助人們驅走負面的自我認知，以及懊悔的感覺，用寬恕和自我接納，來取代不需存在的罪惡感。

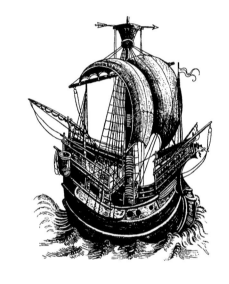

桅杆

高大、筆直、無分枝的歐洲赤松樹幹，是製作帆船桅杆上乘的木材來源。

大馬士革玫瑰（Rose）：愛、信任、自我接納

love / trust / self-acceptance

大馬士革玫瑰（*Rosa damascena*）是一種堅韌的落葉灌木，植株冠幅最高可達2公尺高。大馬士革玫瑰葉片灰綠，芬芳的花朵有兩種顏色：含苞時呈粉紅色，盛開後逐漸褪到幾乎呈白色。大部分的大馬士革玫瑰都栽種於保加利亞南部、巴爾幹地區的山間，也就是稱作玫瑰谷（Valley of the Roses）的地區。

玫瑰原生於亞洲，品種數量高達250種，雜交種更超過一萬種。其中，只有30種玫瑰堪稱「香氣襲人」（odorata），而真正被用來蒸餾以取得香氣的玫瑰品種只有以下三種：法國玫瑰（*Rosa gallica*，也稱為野玫瑰）、千葉玫瑰（*Rosa centifolia*）和大馬士革玫瑰（*Rosa damascena*）。其中，以保加利亞的大馬士革玫瑰蒸餾後精油品質最佳，能萃成最出色的「奧圖玫瑰」精油，因此自16世紀以來，便一直為人們栽種。目前，法國出產的玫瑰精油，大部分是以溶劑萃取千葉玫瑰得到的「玫瑰原精」。透過蒸餾萃取玫瑰精油，大約要6萬朵（57公斤）玫瑰，才能萃得28克的奧圖玫瑰精油，相較之下，原精的價格便宜許多，也因此，香水業更常以玫瑰原精作為調香材料。由於原精並不算是真正的精油，並可能有微量溶劑殘存，因此通常不建議作為療癒使用。

希臘詩人沙孚（Sappho）將玫瑰譽為「花后」（the queen of flowers）。那溫柔、細緻的甜香，加上不可小覷的療癒價值，使玫瑰在古波斯、埃及、印度、希臘和羅馬文明的藥用和製香史中，都格外具有特殊的地位。人們對玫瑰的重視，直到今日也絲毫未減。

「Rosa」這個字來自希臘文的「*rodon*」，意思是「紅色的」。據說，玫瑰的深紅色，是年輕俊美的希臘植物之神——阿多尼斯（Adonis）的血。

從中醫的角度來看，玫瑰清涼、滋潤，能清熱、消炎症，幫助滋養體內的陰性能量。玫瑰可以用在各種發炎發紅、中毒和感染的症狀，也可以用來改善焦慮和憂鬱。

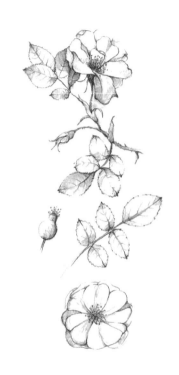

大馬士革玫瑰（Rose）

Rosa damascena

植物科屬：薔薇科。

萃取部位：開花的植株頂端。

香氣：濃郁的花香、溫暖的甜香、淡淡的酸澀香氣。

能量屬性：涼性、濕性。

五行屬性：火元素。

效用特質：抗細菌、抗憂鬱、抗感染、消炎、收斂、鎮定、促進膽汁分泌、幫助傷口癒合、止血、滋補神經、滋補性能力、補身、滋補子宮。

使用禁忌：無毒性、無刺激性。

玫瑰精油能降肝火、調節肝臟功能，因此經常用來處理熱性、淤滯的情況。具體徵狀包括：緊張、易怒、頭痛與便祕。玫瑰也能促進膽汁流動、止吐，因此可以幫助緩解膽囊炎。氣滯和血滯所導致的經期不固定和經期疼痛，也都可以透過玫瑰獲得改善。長久以來，人們都認為玫瑰能滋補子宮，加上它收斂和止血的效果，因此也適合用來調理經期血量過多的情形——尤其適合搭配杜松和天竺葵一同使用。

玫瑰精油是最適合用來製作皮膚油膏和乳液的精油之一，尤其適合用在發紅、發炎、乾燥的皮膚，或因紅疹和癤腫而感到不適時。除此之外，玫瑰純露也能有效舒緩、調理敏感性與乾性肌膚。

玫瑰能溫和地滋補心臟，因此它最主要的心理作用在於對五神之神（心神），也就是情緒中樞的效果（心藏神）。玫瑰精油能安撫並支持心的運作，滋養心陰、重新打造內心的幸福感。玫瑰也很能幫助改善神經性焦慮、失眠和心悸等問題。

從更精微的角度來看，從古至今，玫瑰被人們視為是愛情藥草，從這一點或許可以看出玫瑰的力量所在。玫瑰是希臘愛神阿弗洛狄忒（Aphrodite）的聖物，阿弗洛狄忒掌管愛、美和生育，玫瑰動人心魂的花香，使得它成為知名的催情劑。同時，大馬士革玫瑰也是所謂的神聖玫瑰，象徵神對這世界的愛。描繪聖母瑪利亞向盧納德聖女伯爾納德（St. Bernadette）顯靈的畫作中，聖母身邊經常有玫瑰環繞。

玫瑰慈悲的力量，就展現在它療癒心傷的能力。當我們因為受到拒絕或痛失所愛，而失去了愛自己、滋養自己的能力，玫瑰精油能帶來甜美、溫柔的撫慰，讓心神之弦緊緊黏合。玫瑰能讓冰冷的靈魂溫暖起來；那些因成長過程受到暴力或侵害，而在內心深處留下的絕望，能被玫瑰輕柔碰觸。玫瑰讓人們重新找回信任感，然後有勇氣再次去愛。

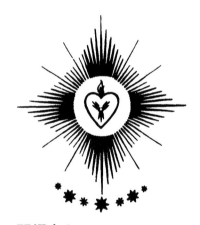

閃耀之心
（The Radiant Heart）
這是一個早期的基督教符號，象徵信、望、愛。這三個特質，也是玫瑰能在每一個人內在核心之處喚起的。

迷迭香（Rosemary）：自我認同、奉獻、命運
self-identity / dedication / destiny

迷迭香是一種四季長青的多年生灌木植物，能長到80至180公分高。迷迭香針型的銀綠色葉片厚如皮革，開小型、管狀的淡藍色花朵。迷迭香原生自地中海地區，現在遍布於歐洲、北非、中東和加州等地。迷迭香（rosemary）這個字，來自拉丁文的「*ros*（露水）」和「*marinus*（海）」兩字的「*rosmarinus*」，意思是「海上的玫瑰」。

迷迭香是氣味最芬芳、最廣泛被使用的芳香材料之一。古埃及人在進行儀式時焚燒迷迭香枝，也將迷迭香放進法老的棺木中，幫助他們憶起前世的人生。對古希臘羅馬人來說，迷迭香是一種神聖的藥草，象徵忠誠、死亡、記憶力與學術上的學習。在婚禮或其他重要場合，只要需要做出隆重的宣誓，人們便會配戴迷迭香製成的花環或頭飾，以象徵信任與堅定。這樣的傳統在歐洲沿襲了好幾世紀，當時，富裕的家庭會將金色的迷迭香枝致贈予訪客，作為象徵愛與友誼的紀念品。

人們也在葬禮燃燒迷迭香，以此對死者表達敬意和追思。在古代，迷迭香增強專注力的作用特別受到人們重視，因此迷迭香和記憶力之間的連結，持續了數百年之久。其中，最著名的例子莫過於莎翁悲劇《哈姆雷特》中，奧菲莉亞（Ophelia）的對白：「迷迭香代表回憶，盼你牢記在心。」

人們也認為迷迭香能帶來好運，抵禦魔法與巫術。這樣的作用，正反映出它作為醫用藥草的效用——迷迭香能防禦瘟疫、重振身體活力。草藥學家威廉·朗漢（William Langham）在他1597年的著作中曾寫道：「取大量迷迭香浸入泡澡水中，能讓你精力健壯、活力充沛、歡欣愉悅、討人喜歡，並且永保青春。」

最早蒸餾迷迭香精油的紀錄，是在13世紀。迷迭香是最受重視、最能賜予人們活力的精油之一，並且能出色地

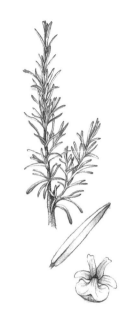

迷迭香（Rosemary）
Rosmarinus officinalis

植物科屬：脣形科。

萃取部位：細枝。

香氣：濃重、清新、樟腦、香脂，些許木質香氣。

能量屬性：溫性、乾性。

五行屬性：火元素。

效用特質：抗細菌、抗卡他（上呼吸道黏膜炎）、抗真菌、抗感染、抗風濕性關節炎、抗痙攣、滋補心血管、祛風（消脹氣）、利腦、促進膽汁分泌、溫和利尿、通經、祛痰、激勵肝臟、提高血壓、化結石、滋補神經、滋補性能力、補身。

使用禁忌：懷孕及哺乳期間不可使用，2歲以下孩童禁止使用。癲癇症或發燒患者不可使用。使用濃度不超過2%。

滋補身體的陽氣，促進身體的氣血循環。迷迭香溫暖、辛辣且振奮，能幫助矯正身體和心理的抑鬱不安。迷迭香能為心氣賦予活力，強化心跳、促進動脈血液流動。因此，迷迭香很適合用來改善心血管乏力、心悸、低血壓，和手腳冰冷等情況。迷迭香還可以增強頭部血流，適合用來改善專注力和神經衰弱等問題，因此被認為有利腦的作用。

迷迭香可以促進氣血流動，是極佳的肌肉滋補劑，可以用來緩解肌肉僵硬、痙攣與疼痛。它也是抗風濕的首選精油之一，可以改善寒性、僵硬和收縮型的關節疼痛。

迷迭香有祛痰的作用，適合用來處理寒性的卡他型咳嗽與支氣管炎症狀；它祛風（消脹氣）和利膽的功能，適合用來緩解胃弱、脹氣和腹脹等情形。

迷迭香在傳統上是一種促進情緒高漲的藥草，由太陽掌管——在占星學上，太陽是活力與個體性的象徵。迷迭香能使人重燃熱情、支持自信心，因此自古以來，人們用它來改善冷漠、陰鬱的情況。迷迭香很適合冷淡、虛弱的人們使用，尤其是那些自我價值低落，缺乏強大、健康的自我意識的人們——那意味著人們明白自己在這世界的位置，並能夠去追求自身道路的圓滿。缺乏自我意識的人們經常思慮過多，並且質疑自己的每一個行動，這樣的情況使得決心一再被侵蝕，「生命之火」也一再被澆熄。

透過強心健神，迷迭香能刺激人們的自信與鬥志，幫助人們相信自己擁有潛力。它也能溫暖人的靈魂，讓靈魂大膽發聲。

雖然迷迭香不像玫瑰或橙花那樣，用溫柔的方式挑起誘引，但它仍然能透過自身香甜、清新而振奮的氣味，激起人們內心熱烈的信仰和愛的喜悅。迷迭香就像藏茴香一樣，強化的是靈性奉獻的愛，而不是浪漫迷醉的愛。作為記憶之草，迷迭香不僅幫助我們記得所愛，更憶起我們自身真正的道路。

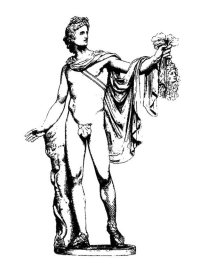

光之神——阿波羅（Apollo）

古希臘人將迷迭香獻給太陽神阿波羅。阿波羅是藥神、樂神、詩神，也是預言之神。阿波羅是人性中英雄面向的原型象徵，和迷迭香一樣，能讓人們有意識地找回自己的決心。

檀香（Sandalwood）：靜定、合一、處在當下
stillness / unity / being

　　檀香是一種寄生的長青樹，能長到9公尺高，葉片厚如皮革，開紫色小花。檀香精油是從樹幹心材萃取而來。檀香原生於南亞，目前，全世界大部分的白檀（*Santalum album*）都生長在印度東部的邁索爾縣（Mysore）。除了白檀之外，其他品種還包括生長在澳洲和太平洋群島的紫檀（*Santalum rubrum*），不過紫檀並沒有白檀具有的醫療價值。

　　檀香在亞洲地區悠久的文化歷史，以及在靈性生活上的重要性，可說是再怎麼強調也不為過。人們用檀香木製作家具、建造廟宇、雕刻神像；佛教和印度教的廟宇焚燃檀香製成的線香；檀香在阿育吠陀療法、藏醫和中醫當中，也一直是不可或缺的藥材。檀香也是一種治喪藥草，人們用檀香製成的油膏來塗抹死者，幫助他們帶著靈魂抵達來世。對瑜珈士來說，檀香能幫助人們進入冥想狀態，增進對神的臣服與奉獻之心。

　　印度傳統阿育吠陀療法格外重視檀香消炎、解熱、抗感染的特質，經常將它塗擦在發紅發熱的肌膚，在阿育吠陀系統中，檀香是適合火型人（Pitta，皮塔型人）使用的藥材。

　　檀香清涼、疏淤塞，主要用來處理各種熱性、發炎、帶有卡他特性的症狀，尤其當病狀發生在腸道、生殖泌尿系統和肺部時。檀香是溫和的鎮定止痛劑，也可以幫助緩解疼痛。

　　對於需要清涼、收斂的腸道或生殖泌尿道情況，檀香精油能發揮出色的表現——包括各種有「燒灼感」的腹瀉、潰瘍型結腸炎，以及陰道分泌物過多（當分泌物為黃色）。檀香也有溫和的抗感染作用，搭配真正薰衣草、茶樹和天竺葵精油製成油膏，可以改善熱性、有「燒灼感」的膀胱炎症狀。

　　除此之外，檀香精油也適合用來處理呼吸道多痰和感染的情況——尤其當患者需要舒緩、鎮痛的時候。當支氣

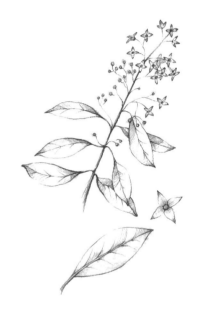

檀香（Sandalwood）
Santalum album

植物科屬：檀香科。

萃取部位：心材。

香氣：木質、香脂、香甜，些許麝香氣息。

能量屬性：涼性、濕性。

五行屬性：土元素（以及水元素）。

效用特質：抗憂鬱、抗真菌、消炎、抗感染、收斂、祛痰、止血、鎮定、滋補心血管、祛風（消脹氣）、疏通淋巴阻塞、滋補性能力、補身。

使用禁忌：無毒性、無刺激性。

管炎伴隨「黏稠」、嘶啞和疼痛的咳嗽，可以用檀香搭配藍膠尤加利和天竺葵來緩解。如將檀香稀釋至非常低的濃度，也可以當作漱口水來改善喉嚨痛的情況。

檀香也是保養皮膚的極佳用油，可以改善皮膚乾燥、受到刺激、搔癢或發炎等症狀，也可以幫助改善濕疹和牛皮癬。

檀香精油對精神與靈性的作用，主要和它為神經系統帶來清涼、安撫和滋補的作用有關。檀香對於因熱性、激動的情緒而導致的頭痛、失眠和神經衰弱，帶來非常好的效果。

在精微層面上，檀香的作用和它在傳統上用來幫助冥想、祈禱與靈性修行的角色脫不了關係。它那「神聖而香甜」、柔軟舒服的後調氣味，能激起土元素最感官的部分，同時令人保有深沉的寧靜。檀香能釐清心智、沉澱思緒——清涼提振過熱的身體——讓人們重新連結到生而為人最原始的感官狀態。檀香能除去霸道佔領腦袋的思緒意念，讓內在的完整合一取代腦袋的喋喋不休——讓人進入身心靈完整合一的狀態。

檀香的弔詭之處在於，它雖能鼓動人們的「更高意識」，卻不是透過任何去到其他世界的方式來完成，反而是將我們帶回到真正的、本質上的自己，進入一種對身處的世界更加敏感覺知的狀態。因此，檀香最適合憂慮過盛、難以消停，以及對塵世有「過多執念」的人們使用。當我們過度付出，只為了自己的努力能達到某些效果——尤其是神經兮兮地尋求安全感時——檀香精油能幫助我們重新接納真實生活的現狀。

當檀香精油讓頭腦安靜下來，不再永無休止地分析與期盼，反而是在讓頭腦自由，成為一個永遠聚焦於現時現地的創造來源。或許是因為這樣，人們才將檀香連結到塔羅牌中的皇后牌——皇后代表宇宙的子宮，她孕育催生一切萬物，也是偉大的概念想法之母。

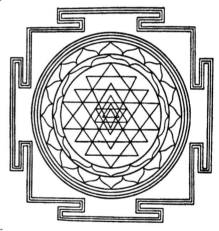

神聖圖騰——斯里壇城（Sri Yantra）

斯里壇城是所有瑜珈士使用的雅卻（Yantra，幫助靈性轉化的視覺工具）中，力量最強大也最廣為人知的一種。透過方向朝上的濕婆（Shiva）、方向朝下的夏克緹（Shakti）等不同三角形圖案，斯里壇城反映出檀香整合靈性與感官的能力。

穗甘松（Spikenard）：穩定、信心、臣服

stability / faith / surrender

穗甘松（英文俗名也叫做nard）是一種柔軟的芳香草本植物，能長到1公尺高。葉片寬大呈矛尖型，開綠色小花，地底下有芬芳的根莖。根莖和表面上一簇簇柔軟、纖長的淺棕色細根，就是穗甘松精油的所在之處。在植物學上，穗甘松隸屬敗醬草科，氣味和作用都與印度纈草（*Valeriana wallachii*）相當接近，也經常被稱為「偽印度纈草」。穗甘松原生於喜馬拉雅山區，是尼泊爾、不丹與印度錫金（Sikkim）一帶常見的野生植物，生長在海拔3千至5千公尺處，在中國和日本也能見到穗甘松的蹤跡。

穗甘松是最古老的芳香植物之一，在埃及、希伯來和印度文明中位居要角，是儀式與醫用不可或缺的材料。穗甘松曾在《雅歌》（*Song of Solomon*）中被提及，也曾出現在《約翰福音》（*The Gospel according to St John*）當中。根據《約翰福音》記載，抹大拉的瑪利亞（Mary Magdalene）在耶穌進行最後的晚餐之前，就是用穗甘松油塗抹耶穌的雙腳：「瑪利亞用一磅極貴的穗甘松香膏塗抹耶穌的腳，並用自己的頭髮擦拭；屋子裡於是充滿香膏的氣息。」一如乳香和沒藥，穗甘松與耶穌的關聯，分外凸顯出它在人類悠長的歷史中，在靈性上的重要性。

古希臘的女性製香師和羅馬香料商（*unguentarii*），會用穗甘松來製作著名的羅馬香油「nardinum」，這是當時最遠近馳名的芬芳香油之一。希臘醫師迪奧斯克理德斯（Dioscorides）西元1世紀的著作《論療癒之物》（*On Theraputic Substances*）當中，用經典的解析角度，說明了穗甘松的藥用價值：「溫暖、去濕，且能利尿，」適合用於噁心嘔吐、脹氣、子宮頸炎與結膜炎。1652年，藥草學家暨占星師尼可拉斯・卡爾佩伯（Nicholas Culpeper）更進一步提到，穗甘松「讓心充滿熱情與狂喜」。

確實，穗甘松在現代芳香療法中，主要用於調節神經系統與心臟功能。從中醫的角度來看，穗甘松能安心定

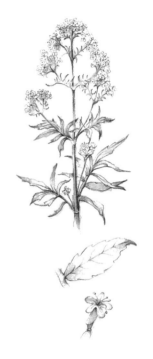

穗甘松（Spikenard）

Nardostachys jatamansi

植物科屬：敗醬草科。

萃取部位：根莖與根部。

香氣：溫暖、泥土、泥煤、苦甜、木質。

能量屬性：溫度中性、乾性。

五行屬性：火元素（以及木元素）。

效用特質：消炎、抗痙攣、鎮定、滋補心血管、祛風（消脹氣、促進消化、溫和利尿、滋補神經、滋補靜脈。

使用禁忌：無毒性、無刺激性。

神，穩定情緒。就像纈草一樣，可以用於神經緊張、焦慮、失眠、心跳過速與心律不整等情況。穗甘松能調理肝氣、整體性地調節全身之氣，它能抗痙攣、助消化，因此也適合用於噁心嘔吐、便秘和腸絞痛。由於它能促進肝血循環、強化肝臟，很適合用來改善痔瘡、靜脈曲張、卵巢功能不全，以及貧血等情況。

　　肝血──肝與血液之間的功能性關係──關係到皮膚是否獲得適當的滋養。穗甘松能滋補肝血、消除炎症，因此既能滋養肌膚，也能安撫不適，對於皮膚炎和牛皮癬等症狀，能帶來很好的效果。

　　穗甘松的能量作用集中在心與肝，於是它在心理層面的作用，便對應到五神之神（心神，心藏神）與魂（乙太體靈魂，肝藏魂）。穗甘松溫暖的泥土氣息，能舒心安神，撫平內心深處的焦慮，並且像沒藥一樣，令人感到深深的平靜。除此之外，那一絲苦甜與辛辣的氣息，能有助釋放阻滯的氣血，解放乙太體靈魂。穗甘松就像義大利永久花一樣，幫助人們用接納與慈悲，取代消沉與憎恨。

　　穗甘松是珍貴的聖油，是君王就任和進行更高層級的點化時，會用到的神聖精油。它能連結人們內在永恆的部分，幫助你我跳脫高低起伏的痛苦與幻象。

　　因此，穗甘松最適合用在尋求靈性確信感，難以找到穩定的信心與信仰依歸的人們身上。情緒的傷痛、揮之不去的焦慮、艱難的世俗困境，都可能是這條路上的阻礙。穗甘松能為心與靈魂帶來希望，讓我們願意「臣服」；穗甘松的寧靜沉著與對大地的敬畏，能為我們在自己選擇的道路上，帶來謙卑奉獻的力量。

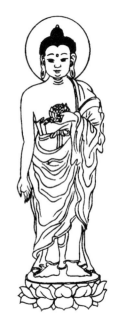

阿彌陀佛
（Amida Buddha）

打從西元5世紀起，阿彌陀佛就一直是人們崇拜敬仰的對象。阿彌陀佛象徵靈性的平靜與慈悲，祂仁善的力量，能使人們重拾信心和平靜。這也是穗甘松的特質。

茶樹（Tea Tree）：力量、抵抗力、自信

strength / resistance / confidence

茶樹是一種高約7公尺左右的矮樹，互生的葉片細窄而柔軟，黃色的花朵盛開時長得就像瓶刷子一樣。在澳洲，繁茂生長的千層樹有三十多種，茶樹就是其中之一。茶樹在植物學上屬於白千層屬（*Melaleuca*），和同樣用來萃取精油的白千層（*Melaleuca leucadendron*）與綠花白千層（*Melaleuca quinquenervia*）有近親關係。「Melaleuca」這個字來自希臘文的黑（melas）與白（leukos）──指的是千層樹深綠色的葉片（相對的黑）與如紙般鬆散輕薄的白色樹皮（相對的白）之間的對比。

由於千層樹如紙般的樹皮既防水、又容易撕落，因此被澳洲原住民大量地用來製作小型獨木舟、刀鞘和茅草屋頂。他們也將辛辣的葉片浸泡在熱水中啜飲，作為治療感冒、咳嗽與頭痛的藥草茶──或甚至直接從樹上摘下，嚼食葉片。

茶樹只在澳洲新南威爾斯州（New South Wales）的一小塊區域生長良好，那是一片濕如沼澤的低矮地帶，周圍有容易淹洪氾濫的河流環繞。由於茶樹喜歡生長在偏遠的濕地，因此採收葉片來萃取精油，就成了件難事。

1770年，詹姆斯‧庫克船長（Captain Cook）帶領奮進號（HMS Endeavor）登陸於澳洲植物學灣（Botany Bay）之時，他和一幫群眾發現當地一片小樹林中，滿是葉片芬芳、厚實而黏稠的小樹。人們用這些葉片泡成香草茶來喝，於是庫克船長便將這種植物稱為「茶樹」（Tea Tree）。後來，茶樹茶也成為備受早期英國殖民者重視的藥草茶。

即便如此，茶樹的重要療癒價值，是直到第一次世界大戰，才真正開始獲得人們正視。1923年，澳洲官方科學研究員潘福德博士（Dr. A. R. Penfold）針對茶樹精油做了一項研究，發現它的殺菌能力比人們用來消毒的羧酸（carboxylic acid）高出12倍以上。人們接著進行一項又一項研究，茶樹的功效開始名聲四播。《英國醫學期刊》（*British Medical Journal*）於1933年發表的文獻內容中

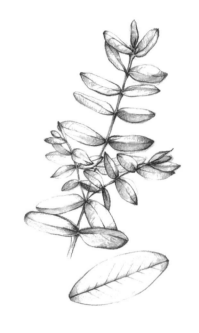

茶樹（Tea Tree）

Melaleuca alternifolia

植物科屬：桃金孃科。

萃取部位：葉片。

香氣：濃重、藥香、樟腦、香脂、苦甜。

能量屬性：溫性、乾性。

五行屬性：金元素（以及火元素）。

效用特質：止痛、抗細菌、抗真菌、抗感染、抗寄生蟲、抗病毒、安撫平復、滋補心血管、幫助傷口癒合、增強免疫、滋補神經、滋補靜脈、補身、幫助外傷復原。

使用禁忌：無毒性、無刺激性。

指出，茶樹是「強大的抗感染劑，不具毒性且不刺激皮膚。」的確，在所有以抗感染見長的精油當中，沒有多少能與茶樹的效用匹敵。茶樹抗微生物的效用相當強大，也就是能「對付所有生命體」。它能支持生命和身體免疫系統，能放心用來對抗多種細菌、病毒和真菌感染，沒有安全疑慮。茶樹能強化衛氣，因此不僅可以用來消滅有害的病原體，也能防止感染一再復發。

茶樹精油也可以用來對抗一般性感冒、流行性感冒和支氣管炎伴隨的感染；鼻竇炎、耳炎、齒槽膿漏；念珠菌感染和病毒性腸胃炎；以及膀胱炎與陰道鵝口瘡。茶樹精油就像綠花白千層一樣，可以用在細菌或真菌造成的皮膚感染，例如膿痂疹和汗斑。

茶樹精油不只抗感染、激勵免疫的作用遠近馳名，它增強心、肺和神經系統的功效，也同樣為人矚目。茶樹和百里香一樣，能補身體的氣，對於慢性疲勞、呼吸短淺、心悸和循環不佳等情況，能帶來很好的效果。茶樹能穩定神經、幫助增強腦部血流，因此也適用於心理倦怠、神經衰弱等情況，尤其在免疫力低落的時候。

雖然像慢性疲勞症候群這樣的免疫疾病，有時候會被誤診為「憂鬱症」，但不可否認的是，情緒上的憂鬱，確實會使人的免疫力降低。這時，茶樹精油不僅能幫助增強抵抗力，也能激起一個人的鬥志。

茶樹能強肺、健肺，鞏固五神之魄（身體的靈魂）（肺藏魄）。那樟腦般的辛辣氣息，能幫助人們以正面的態度放眼未來，並找到療癒的直覺。同時，茶樹濃郁中帶點苦甜的嗆辣香氣，能為心與五神之神（心神）（心藏神）注入活力，提振精神、建立自信。

因此，茶樹精油特別適合長期患病、身體羸弱的人們。他們不僅必須對抗實際發生在身體的症狀，還需處理身不由己的受害者情結和命運捉弄感，這些情況都很容易出現在久病患者身上，並且可能隨時間加劇。

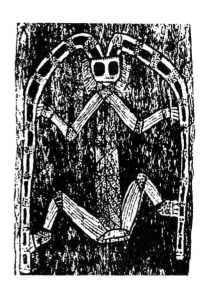

閃電之神

這是一個原住民畫在木頭上的閃電之神像，祂迅速的神力，就像茶樹對抗感染與疾病一樣快速有效。

百里香（Thyme）：勇氣、動力、鬥志

courage / drive / morale

百里香是一種堅韌的亞灌木，株高約10至40公分。灰綠帶尖的葉片覆有毛髮，小小的花朵為白至淡紫色。百里香原生於歐洲地中海地區，目前遍布於世界各地溫帶地區。其中，西班牙是最大的百里香精油產地。

百里香品種繁多，數量超過300種，其中包括常見百里香（*Thymus vulgaris*，或稱庭院百里香）、氣味較淡雅的野地百里香（*Thymus serpyllum*，或稱鋪地百里香），以及帶著獨特檸檬氣味的檸檬百里香（*Thymus limonum*）。

據說，早在3500年前，蘇美人就懂得使用百里香，當時人們大多以焚燃的方式燻蒸百里香的香氣。古埃及人稱百里香為「*tham*」，是木乃伊防腐程序中用到的材料之一。希臘人則用百里香作為料理時使用的調味香料，並用它為空氣消毒、防止疫病傳染。

百里香的香氣是如此重要，它的名字甚至來自希臘文的「*thymon*」，也就是「燻蒸」的意思。另一方面，這個名字也被連結到希臘文的「*thumon*」，代表「勇氣」——因為百里香也是和勇氣有關的藥草。的確，羅馬士兵在上戰場之前，會在放有百里香的洗澡水中沐浴淨身；中世紀時，人們會在即將加入十字軍的戰士圍巾裡，織入百里香的嫩枝。

百里香是所有精油當中，在能量上最熱、最能注入活力的一種。在英國醫師約翰·傑拉德（John Gerard）1597年的著作中，百里香被歸類為：「熱性與乾性達到等級三（也就是最高等級）」。百里香是強大的陽氣滋補劑，能強化心、肺、腎與神經系統的功能。百里香有極佳的抗細菌作用，因此可以用來對抗各式各樣的感染。

常見百里香能滋補呼吸系統，同時達到抗菌、祛痰的作用，因此可以用來處理任何寒性的症狀，包括肺部出現虛弱、阻塞以及（或）感染的情形。百里香能改善慢性疲勞、呼吸短淺、卡他型咳嗽和支氣管炎，尤其當患者出現大量清澈或淡白的痰液時。百里香也能舒緩主要症狀為

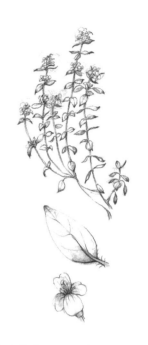

百里香（Thyme）

Thymus vulgaris thymoliferum

植物科屬：脣形科。

萃取部位：葉片與開花的植株頂端。

香氣：溫暖、草本、辛辣、綠香、藥香。

能量屬性：熱性、乾性。

五行屬性：水元素以及金元素。

效用特質：抗細菌、抗感染、抗寄生蟲、抗風濕性關節炎、抗痙攣、祛風（消脹氣）、幫助傷口癒合、促進消化、溫和利尿、祛痰、提高血壓、滋補神經、滋補性能力、健胃、促進發汗、補身、驅蠕蟲。

使用禁忌：2歲以下孩童禁止使用。極度敏感、患病或受損肌膚不可使用。使用濃度不超過1%。

畏寒與肌肉痠痛的一般性感冒或流行性感冒。

百里香就像迷迭香一樣，能補心陽，強化心跳、促進循環。百里香也能激勵微血管，因此很適合用來改善貧血和落髮的情況。百里香精油還能緩解風濕性疼痛與關節炎，尤其當疼痛部位固定不變，有緊縮和收縮的疼痛感時。

百里香也能激勵消化功能、祛風消脹氣，因此可以促進食慾、緩解腹脹、排出腸道空氣。由於百里香有強大的抗細菌、抗真菌的效果，因此能改善腸道化膿、腸胃炎與念珠菌感染。百里香抗感染的作用，使它成為生殖泌尿道感染時的好幫手，例如膀胱炎。

百里香精油是一種強大的滋補劑，能幫助體內竄動的陽氣流動；這樣的特質也展現在它對心理層面的作用。百里香有強化、鞏固、提振活力的效果，它能滋補神經，因此能改善神經衰弱和慢性焦慮等情況。事實上，早在18世紀時，百里香就是法國鎮定香膏（*baume tranquille*）的材料之一，這是一種為神經疾病患者開立的處方藥。從更精微的角度來看，百里香的作用有兩大部分：激勵肺部，消除沮喪；增加腎臟活力，激起本能慾望。

百里香提振活力的響亮名聲，可以追溯到古典時代（希臘羅馬時代），並一直延續至今。百里香是對抗憂鬱的傳統療方，它能「敞開胸腔」，幫助五神之魄（身體的靈魂）回復活力（肺藏魄），於是改善社交退避、悲觀主義和自我懷疑等憂鬱症狀。

自古以來，百里香也被認為能帶給人英勇和勇氣。這反映出它作用於水元素和五神之志（意志）的作用。從這個角度來看，百里香可以用在自信心不足、疏離冷漠和恐懼的人們身上。百里香能幫助人們從內心深處激起鬥志，增強精神上的堅韌，與身體的活力。在意志消沉、憂慮恐懼，或感覺與世界疏離的時候，別忘了我們永遠能從百里香身上，找到溫暖又剛強的力量。

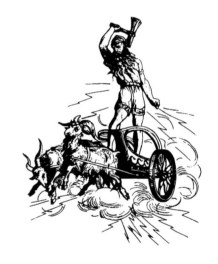

雷神──索爾（Thor）

雖然一般來説，索爾是個慷慨寬厚的日耳曼神祇──一個溫柔的巨人──但當祂被激怒，可會帶來雷霆萬鈞。因此，索爾既是農業之神，也是戰爭之神。祂手持雷神之槌，那堅定又勇敢的氣慨，最能代表百里香的精神。

岩蘭草（Vetiver）：滋養、回復、重新連結

nourishing / restoring / reconnecting

岩蘭草是一種高大而緊密叢生的多年生草葉植物。岩蘭草的植株可達2公尺高，葉片細而窄長，底下有大量如海綿般的細密的小根，顏色為淡黃至紅棕色。芬芳的岩蘭草氣味，就藏在這些細根中。將小根清洗、風乾、切片後，就能透過蒸餾方式，萃取質地濃稠的琥珀色精油。岩蘭草和玫瑰草、檸檬香茅與香茅同屬於禾本科，這個大家族裡的植物多半能供應糧食（包括穀類），它們為人們帶來的食物，可說多過其他所有科屬植物的總和。

野生的岩蘭草，繁茂地生長在喜馬拉雅山區、印度南部、斯里蘭卡和馬來西亞的山坡上。品質最佳的岩蘭草精油是來自法國留尼旺島的「波旁岩蘭草」，不過海地和爪哇島也生產大量的岩蘭草精油。

岩蘭草的名稱（vetiver）是來自南印度塔米爾語的「vetiverr」，意思是「用小斧砍收」——描述了收割岩蘭草根的方式。在爪哇島，岩蘭草被稱為「akar wangi」，也就是「芬芳香根」的意思。

的確，帶著濃濃泥土氣息的岩蘭草根，幾百年來在印度家庭中有著屹立不搖的地位。人們將岩蘭草根織成厚重的窗簾與簾幕，那堅韌而細密的根部纖維，為家家戶戶遮蔽了夏日正午的太陽。人們也經常將岩蘭草織品浸入水中，這麼做能讓它隨風飄散清涼、香甜的氣息，並且將灼熱乾燥的風，轉為潮濕柔和的微風。岩蘭草的香氣能驅走昆蟲，因此岩蘭草扇特別受到印度和爪哇婦女的青睞。

岩蘭草也是重要的香水調香材料之一。就像檀香和廣藿香一樣，岩蘭草能帶來豐郁持久的後調氣息，很適合做為東方調香水的定香劑。梵文典籍中則提到，岩蘭草可作為油膏，為新娘塗用。

岩蘭草也是傳統印度阿育吠陀療法使用的藥材之一，岩蘭草根和岩蘭草精油，都被用來紓解口渴，改善中暑、發燒和頭痛。人們也塗擦岩蘭草精油製成的擦劑，來改善各種關節與皮膚的發炎症狀，例如風濕性關節炎和濕疹等。

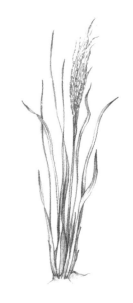

岩蘭草（Vetiver）

Vetiveria zizanoides

植物科屬：禾本科。

萃取部位：根部。

香氣：香甜、溫暖；濃郁的樹脂香；些微的木質與煙燻氣味。

能量屬性：涼性、濕性。

五行屬性：土元素。

效用特質：抗憂鬱、抗感染、抗風濕性關節炎、抗痙攣、鎮定、促進消化、通經、激勵肝臟、增強免疫、激勵胰腺、滋補靜脈、補身。

使用禁忌：無毒性、無刺激性。

從中醫的角度來看，岩蘭草精油屬涼性、濕性，因此有清熱、滋養、安撫、提振的作用。從活力論的角度來看，植物的根本就天生帶有滋養、強化與紮根的特質。岩蘭草隸屬於供應糧食的大家族，它的根更是具有這樣的特色──從岩蘭草精油馥郁豐饒的特性，更能看出這一點。

這格外滋養的特質，使得岩蘭草特別能支持身體的陰性能量──人體中掌管恢復、吸收與合成代謝的能量。也因此，岩蘭草特別適合用來改善食慾不振、體重驟降、貧血和吸收不良等情況。岩蘭草能更新結締組織的強韌力量，因此可以用來改善關節脆弱無力，以及乾燥、缺乏營養的肌膚。岩蘭草還能滋補腺體，因此可以改善雌激素與黃體素不足等情況，也能改善可能因此導致的經前緊繃和各種更年期不適。

岩蘭草清涼降溫、滋養身體的作用，也表現在心理層面上。岩蘭草能幫助過熱、過度活躍的頭腦放鬆下來，滋養缺乏安全感的自我認同，並為我們帶來大地母親平靜、安心的力量和歸屬感。無論是過度工作帶來的疲憊和耗竭，或是失去和身體的連結、忘了傾聽身體的需要，岩蘭草都能讓我們安定下來，重新回到最佳狀態。岩蘭草幫助我們回到中心、回復連結，弭平精神與物質之間的斷裂。

因此，岩蘭草特別適合用在汲汲追求完美的人身上。尤其是那些為了追尋心中的理想，忘記要吸收、充電，反而使完美永遠無法來到的人們。岩蘭草為這些人帶來的「提振」，反而是將他們的焦點「往下」拉──讓他們回到**真實**地、本能地感到喜悅的生活經驗裡。

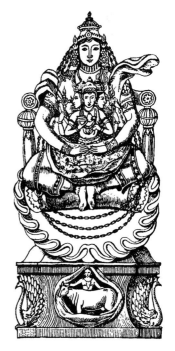

普拉克緹（Prakriti）──顯化之力

普拉克緹在印度吠陀哲學中，是陰性宇宙能量的象徵，也是顯化之力的代表。透過普拉克緹，人們重新連結到自己的生命源頭；普拉克緹的力量，也正是岩蘭草為人們所帶來的。

西洋蓍草（Yarrow）：保護、平息、療癒

protecting / mollifying / healing

西洋蓍草是一種多年生的匍匐草本植物，株高可達10至60公分。它的莖幹筆直，葉片細如羽絲，傘型的花頭由無數或白或粉、細小如菊的花朵組成。西洋蓍草原生於歐洲，目前遍布於全球溫帶地區。市場上大多數的西洋蓍草精油都產自歐洲東部，包括阿爾巴尼亞、匈牙利等地，其中又以保加利亞為甚。

西洋蓍草的英文俗名「yarrow」，是它盎格魯－薩克遜名稱「gearwe」的誤傳；而它的種名「*millefolium*」，則是形容它無數細小的葉片分支——也因此，西洋蓍草又被稱為「千葉草」（milfoil）。

不過，它的屬名由來（蓍草屬，*Achillea*），才最引人入勝。自古以來，西洋蓍草修復傷口的效果為人樂道，因此在荷馬史詩《伊利亞德》中，人們將它獻給憤怒的戰士阿基里斯（Achilles）使用。傳說，阿基里斯在特洛伊戰爭中，用西洋蓍草治癒了同袍泰勒弗斯（Telephus）的刺傷。西洋蓍草別名無數，人們用「士兵的治傷草」、「止血草」、「木匠之草」來稱呼它，也將它視為可靠的外傷藥——不僅能醫治十字軍戰士的戰傷，也能修復木匠的鑿刀傷。

關於西洋蓍草的民間傳說，都圍繞著愛與忠誠的主題。照理來說，流鼻血時將西洋蓍草，便能止血；但若是用西洋蓍草來測試伴侶的忠誠，就反而該流出鼻血才對：「蓍草啊，蓍草啊，帶來一陣白色的風／要是我的愛同樣愛我，鼻子現在就會流血！」作為一種預示藥草（Visionary Herb），蓍草最出名的用法，大概就是中國古代易經裡，用蓍草的莖梗做為占卜工具的蓍草占卜法了。

從中醫的角度來看，西洋蓍草清涼而乾燥，就像洋甘菊（同屬菊科的家族成員）一樣，有抗痙攣和消炎的作用。

作為一種抗痙攣精油，西洋蓍草的長項在於激勵肝臟、調節身體之氣，也因此，最適用於消化不良、腸絞痛、腸躁症和膽汁分泌不足等情況。西洋蓍草的止痛功能則

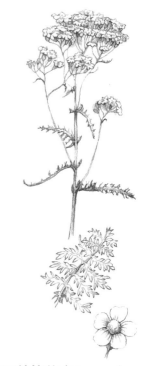

西洋蓍草（Yarrow）

Achillea millefolium

植物科屬： 菊科。

萃取部位： 全株藥草。

香氣： 草本、苦甜、溫暖，帶些許樟腦氣味。

能量屬性： 涼性、乾性。

五行屬性： 木元素（以及金元素）。

效用特質： 止痛、抗卡他（上呼吸道黏膜炎）、消炎、抗痙攣、收斂、促進膽汁分泌、幫助傷口癒合、促進消化、溫和利尿、通經、祛痰、退熱、激勵肝臟、幫助外傷復原。

使用禁忌： 懷孕及哺乳期間不可使用，2歲以下孩童禁止使用。癲癇症或發燒患者不可使用。使用濃度不超過2%。

擅長化解身體之痹（阻塞的痛症），例如扭傷、風濕和神經痛等。西洋蓍草是一種通經藥草，因此也很適合用來舒緩經痛。

西洋蓍草也是一種清熱精油，成分中含有幫助消炎的母菊天藍烴，因此對於神經炎、牛皮癬和關節炎，都能帶來很好的效果。用西洋蓍草搭配真正薰衣草、絲柏和檸檬，可以舒緩伴隨著嚴重發燒和頭痛的流行性感冒。西洋蓍草也能在泌尿道發揮很好的殺菌效果，可以安撫膀胱炎與尿道炎。

西洋蓍草在人體主要作用於心臟與腎臟：它能溫和滋補心血管，改善循環不良和低血壓等問題；它也是溫柔舒緩的利尿劑，可以幫助頻尿與少尿等情況。

從古至今，西洋蓍草「外傷藥草」的美名，使得它在精微層次上，成為一種防護藥草（Herb of Protection），並且能鞏固一個人的「氣場」（或說是個人能量場）。從這個角度可以看出西洋蓍草和金元素的關聯；除此之外，在生理學上，它也能調理皮膚毛孔，而皮膚正代表著我們肉體的界線。

同時，西洋蓍草也能對肝臟和五神之魂（乙太體靈魂）帶來深刻的影響（肝藏魂）。它能消除氣滯，以及氣滯帶來的情緒阻塞。西洋蓍草就像永久花一樣，和深深壓抑的憤怒與苦澀有關，同時對應到阿基里斯一心復仇的憤恨。

最適合使用西洋蓍草的人們，是心中有憤、有怨怒，但這樣的怒火，又在潛意識裡與某些情緒傷痛和脆弱有所關連。這樣的人很容易就被冒犯、激怒，一當受傷，就會大發雷霆甚至大打出手，不計代價只為了掩蓋自己難受與「脆弱」的事實。另一方面，這樣根本上的個性問題，也可能導致他們一再壓抑自己的憤怒和惱火——來自過往傷痛的情緒，都一個個被壓抑下來。

西洋蓍草在情緒上的「預示」能幫助憂鬱的人釋放隱忍憤怒帶來的苦澀。對於那些習慣性築起防備、冷峻對待的人們，西洋蓍草則幫助他們找到並釋放自己的眼淚。

穿心劍

穿透了心的這把劍，是象徵著深刻悲傷的傳統符號，也是「傷」的原型象徵。這把劍說明，唯有當我們完全接受心傷，才可能療癒並穿越它。這也正是西洋蓍草能為人們帶來的。

依蘭（Ylang Ylang）：放鬆、刺激感官、催情

relaxing / sensualizing / euphoric

依蘭是一種熱帶長青樹，樹高可達20公尺，卵形的葉片大而油亮，懸垂的花瓣細而窄長，隨著花朵成熟，會從淡綠色轉為深黃色。依蘭精油就儲藏在新鮮摘下的花朵當中。

依蘭原生於東南亞地區，目前全球大部分的依蘭精油都產於非洲東部的科摩羅群島、馬達加斯加島，以及法國留尼旺島。從香氣等級來看，依蘭精油的等級可細分至五等，品質最高也最為昂貴的是「特級依蘭」。另有一種「康納加」（canaga）精油，是大葉的依蘭品種（var. macrophylla），有時也藉依蘭（var. genuina）之名進行販售。大葉依蘭的氣味較粗糙不細緻，然而價格相對便宜許多。

依蘭（ylang ylang）這個名字的典故，是來自菲律賓語的「alangilang」，意思是隨風「搖曳」或「飄動」的花朵。當地人會將新鮮的依蘭花朵浸在椰子油裡，製成名為布里布里（boori-boori）的油膏。將這油膏塗抹在身上，尤其在雨季能預防熱病和感染，並且滋養、活化肌膚；塗抹在頭髮，可以防止游泳時海水對頭髮造成損傷。

另一方面，印尼人則用華美的依蘭花朵，裝飾新人的床舖。

長久以來，依蘭都是香水業最重要的調香材料之一。它充滿異國風情、刺激感官的甜香，能為平淡無聊的香氣，增添一股花香前調。某些大師級的法國香水作品，就是靠著巧妙調和依蘭、玫瑰、佛手柑與香草而完成。依蘭的藥用特質直到20世紀初才為人所知。法國化學家卡尼爾（Garnier）與瑞契勒（Rechler）針對留尼旺島的依蘭精油進行研究，發現它能有效預防瘧疾、斑疹傷寒和腸道感染。此外，他們也提到，依蘭精油有安撫心臟的作用。

從中醫的角度來看，依蘭確實對人們的心有安撫、支持的作用，這一點能呼應它的身體療效。

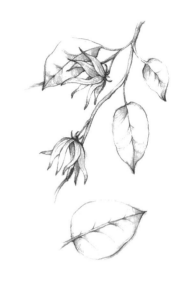

依蘭（Ylang Ylang）

Cananga odorata var. genuina

植物科屬：番荔枝科。

萃取部位：花朵。

香氣：花香、香甜、香脂、令人暈眩，帶些許辛香氣息。

能量屬性：涼性、濕性。

五行屬性：火元素。

效用特質：抗憂鬱、抗糖尿病、抗感染、消炎、抗寄生蟲、抗痙攣、鎮定、降低血壓、滋補性能力。

使用禁忌：無毒性、無刺激性。

依蘭的能量屬涼性、濕性，能清心火，尤其當出現嚴重的神經緊張，導致心悸、高血壓和心跳過速時。同時，它也能和諧五神之神（心神），平撫神經系統，因此依蘭能讓人們在焦躁和不安時「冷靜下來」，同時幫助人們更好入睡。英國伯明罕大學神經精神診所的提姆・貝茲（Tim Betts）博士指出，依蘭也能很好地控制癲癇，尤其在快要發作時嗅聞，格外有效：「我們為癲癇患者提供四種或五種精油，大部分的患者都毫不猶豫選了依蘭。」依蘭精油還能支持糖尿病的治療，也可以刺激頭皮、防止掉髮。

依蘭精油的催情功能，與它既放鬆又提振的效果，和能挑起性欲的氣味脫不了關係。依蘭可以用來改善陽痿和性冷感，也可以用在那些因為恐懼、焦慮、想要退縮，而下意識阻礙了性欲的人們使用。

依蘭就像茉莉一樣，能幫助情緒和感官合一，這是生而為人必須彼此交融、彼此接納的兩個面向。若非如此，人的心神會與實際可感覺到的感官體驗變得疏遠，很容易就和陰能量失去連結。潮濕的陰能量在體內要是無法平穩、安在，就會出現煩躁不安的問題。也或者，情緒將無法流動，變得「乾涸」，導致人感覺孤立、憂鬱；又或者，心神可能失去表達喜悅、體驗喜悅的本能。

依蘭精油能讓我們彷彿置身甜蜜平靜的天堂——還有一絲代表熱帶陽光的熱辣氣息——它既平靜安撫、又挑動人心，既讓我們敞開，又更歸於中心。依蘭讓我們於內更合一，因此在外也更整合。

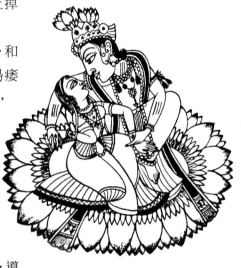

拉妲（Radha）與克里希那（Krishna）

印度神克里希那和牧羊女拉妲的愛情，不只象徵陰性與陽性的合一，也代表靈性與物質的合一。這幅圖正好呈現出兩情融合的狂喜和美好，這也是依蘭精油本就固有的特質。

第三部
回 歸 平 衡

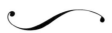

嵌於裂縫中的礦石，為人所見——
「土生金」。

行文至此，我們已從中醫的角度，討論了精油在心理和心靈上的作用，並且一一檢視了40種精油的能量特質。在本書第三部分，我們將會對這些理解加以運用，透過精油，恢復情緒與心理的平衡。在這裡，引發我們關注的主題，是日常生活中常見的各種心理狀況。

當一個人需要恢復平衡時，有許多方法可以嘗試——有些是廣為人知的傳統方式，有些則相對新鮮。例如：心理治療、心理諮詢、靜坐冥想、瑜珈、幫助放鬆的運動、靈性療癒和太極拳等。中醫也特別強調健康飲食的重要性。

為了能使芳香療法調理達到最佳效果，除了精油使用之外，再搭配一或多種上述途徑，會是相當明智的做法。除此之外，若能以二或三種不同方式使用精油，效果也會更理想，例如：泡澡、擴香、按摩、調入乳霜擦在手腕、太陽穴和頸部等。

在本書第三部分，你將發現，刺激對應的穴位點，能幫助精油的效果更顯著。你可以將穴位點療癒併入芳香按摩程序當中，或者單獨將精油用於穴位點，作為快速有效的「急救」措施。就像使用精油一樣，穴位點的應用可以用來療癒他人，也可以用來自我療癒。

不過，這部分論及的許多心理問題，也有需要尋求專業協助的可能性，端看情況嚴重與否。如有需要，您可向專業的合格心理諮商師，或是執業的傳統中醫師尋求協助。

真正的療癒永遠需要時間，可不是睡一覺起來問題就會煙消雲散，就算用油再準確也一樣。雖然精油能帶來立即的效果，但大部分長期累積的不和諧，需要帶著耐心去慢慢轉變。

調配精油：創造平衡配方
調製配方的三種層次

　　要想掌握調配精油的藝術，方法有許多，主要視挑選精油的對方想達到的目的而定。在此，我們可以認出三種大致的調配層次，每一種層次都包含各自要達到的目的。這三種層次分別是：美學層次、臨床層次與心靈層次。

1.在美學層次上調配精油：

　　就是按類似香水調香的方式來調配精油，主要目的在創造動人的芬芳。這時，只需要根據精油屬性，按照彼此和諧、互補的特性，選擇組合起來氣味宜人的精油就可以了。

　　若要透過感官挑選適合搭配的精油，需要多多「訓練」你的嗅覺；這麼一來，才能分辨出每一種氣味的獨特特質。當你能認出單一精油的主要氣味特質，你就能透過其他精油的搭配，強化或修飾這支精油的香氣強度。舉例來說，玫瑰精油馥郁、持久的香氣搭配廣藿香相當和諧；若是以玫瑰搭配玫瑰草精油，整體香氣將會更輕盈、花香更凸顯。

2.在臨床層次上調配精油：

　　關係到精油的療癒價值。在此，調配精油的目的是盡最大可能幫助個人回到健康狀態。從中醫的角度來看，配方中的每一種藥材，都分別扮演君、臣、佐、使的角色。

　　就拿氣喘配方來舉例好了。例如，一個伴隨痰液積聚和喘氣的氣喘患者。甜馬鬱蘭會是一個很好的君藥，因為它可以全方位地改善患者的情況。歐洲赤松會是很好的臣藥，因為它尤其能強化甜馬鬱蘭祛痰的效果。佐藥可以考慮快樂鼠尾草，因為它能輔助並增強前兩者的抗痙攣效果。最後，藍膠尤加利會是適合的使藥，雖然它同樣有多樣的功效，但主要原因在於，它能將整個配方的作用導向肺部。

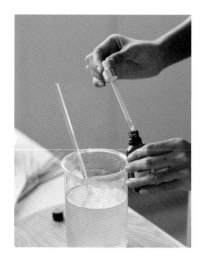

調製個人專屬香氣

所有的精油都能在情緒上和心靈上造成影響。唯有為個人尋找到最正確的精油──對應當下生命情境──才能真正在精微層面上帶來轉變。

調配精油的層次

從美學層次調配精油	靠鼻子
從臨床層次調配精油	靠知識
從心靈層次調配精油	靠直覺

在臨床層次的前提下兼顧香氣美學，是完全可能做到的——甚至可以說，最好要這麼做。也就是說，在選擇時雖然按療癒功效來挑選，但同時也須顧及彼此在香氣上融合的程度。

3.在心靈層次上調配精油：

在心靈層次調油，意味著選擇最能幫助感知和覺察的方式來調油——也就是將重點放在恢復情緒和心理上的平衡。這時，我們建議使用不超過三種精油來調配。唯有在複方成分單純時，成員各自獨特而精微的效用才會顯現出來。例如下面這個例子。

某人在情緒上為煩躁和焦慮所苦，這樣的情緒主要來自龐大的工作壓力。由於害怕失去自己的工作，這樣的人會逼迫自己做到精疲力盡為止，於是就連想要放鬆，都放鬆不下來。也有時候，他們顯得緊繃、易怒，當事情沒有按照預想的方式發生，就會非常受挫。

在此，有兩種元素是不平衡的。首先，他的煩躁、焦慮、「被迫」去做某些事，以及恐懼的心情，在根本上都指向五神之志（意志）的不平衡——也就是水元素的不足。另一方面，從他的緊繃、易怒和沮喪，可以看出有氣滯，以及木元素失衡的問題。因此，用天竺葵搭配甜橙精油，可以平穩意志、緩和挫折感。

美學層次需要靠我們的「鼻子」（嗅覺靈敏度和天份），臨床層次則考驗我們對精油和常見疾病掌握的知識。然而，心靈層次的調香，需要的更多是「直覺」——一種「察覺」對方精神或靈性狀態的能力。不過，我所說的「直覺」，並不是像靈媒一樣通靈選油，而是擁有足夠的智慧，能藉由明確掌握各種精油的獨特「個性」，知道它能為哪些心理狀態，帶來最需要的療癒效果。

家族和諧

有這麼一項調香原則：來自同一科的植物，通常能調出氣味和諧，或彼此襯托的香氣。舉例來說，甜橙、橙花和苦橙葉的氣味可以很輕易融合在一起，它們都是來自芸香科的植物精油。

神經緊張、煩躁不安

調整心情、幫助放鬆的精油

神經緊張大概是最常見的一種心理狀況了。當然，緊張也可以催生創造力──很多人甚至認為，壓力是工作和發揮生產力不可或缺的元素。然而，如果這樣的緊張感使你心緒不寧、能量耗盡、或者無法承擔，那麼很明顯，就是太多了。

無論在香氣或實際作用上，有許多精油本身就有令人放鬆的特質，因此可以有效地，改善神經緊張與煩躁不安的問題。相較於神經緊張，「煩躁不安」是一種更深、更突如其來的心理情緒失調──症狀是極度緊張、內心充滿不安的感受。

就像所有心理問題一樣，遇到情緒緊張的情況時，最好能與對方一對一、面對面交談，詳細了解造成緊張的原因，以及這樣的情緒失衡，在對方身上是以什麼樣的特質展現。以群體性的地毯式方法（blanket approach）一以概之，絕對無法達到同樣的效果。

從中醫的角度來看，神經緊張與煩躁不安的症狀，主要和心、肝有關，並反映出火元素或木元素的失衡。雖然這麼說，但仍然有其他和土元素、水元素與金元素相關的精油，也能帶來幫助──這點也請放在心上。

心靈與身體的緊張狀態，本質上就是一種氣滯──也就是，生命之氣的能量在某處積聚、「卡住了」，造成一種緊繃、緊縮的感覺。這樣的情況使得肝臟無法妥善發揮功能，確保氣能量在全身順暢流動。能改善此一情況的精油，都有調節的作用──能釋放「繃得緊緊」的生命能量，消除情緒壓力與心理糾結形成的壓迫感。

羅馬洋甘菊、德國洋甘菊、甜橙和佛手柑精油，能透過調理肝氣，放鬆神經緊張。這些精油最適合用在工作一出問題，就一肚子火的人身上──也適合經常感覺事情

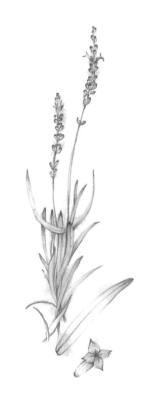

真正薰衣草

薰衣草藍色的花朵，對應到它清涼、安撫的特質，並進一步和它安撫心神、消除炎症的效果有關。薰衣草的花朵高高掛在植株頂端，和下方叢叢的灰綠色葉片明顯分隔開來，這象徵真正薰衣草精油能讓我們在焦慮不安的情緒騷動中，提升、鼓舞我們的心情。

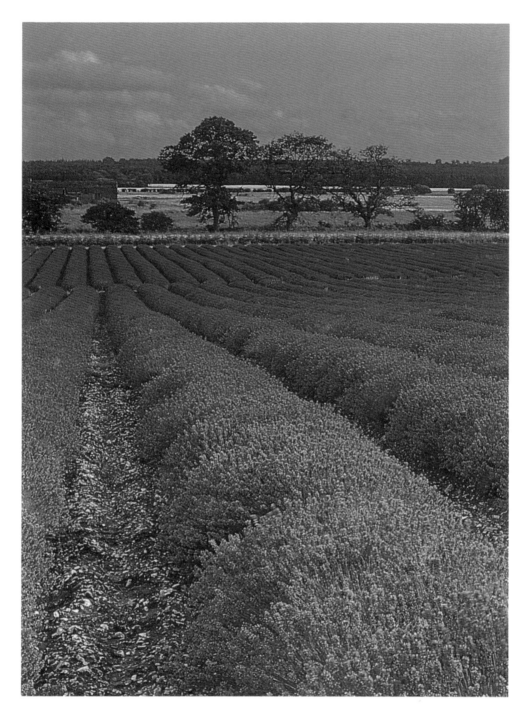

薰衣草田

真正薰衣草（Lavandula angustifolia）喜歡生長在在高緯度地區、砂石較多的土壤中。在海拔高於薄霧層的高地上，更能直接照射到陽光。雖然它在空氣清新處長勢較佳，卻要種在貧瘠的土壤中才能產出較多精油。真正薰衣草精油能幫助我們，在最不樂見的情況裡，也能維持平靜與清明的心智。

「失控」的人們。洋甘菊特別適合因為過度努力、過度掌控，而讓自己變得神經緊張的人們——最明顯的代表，就是一遇到問題就容易懊惱的完美主義者或「工作狂」。佛手柑可以幫助人們「鬆下來」，並且像甜橙一樣，讓人們重新找回幽默感。真正薰衣草與香蜂草也可以消除神經緊張。這兩種精油不只能撫順氣的流動、和諧肝氣，還能定心安神（五神之神，心神）。

心是心神安住之處，也負責維持精神狀態的整體平衡。也因此，任何一種心理情緒方面的壓力，都會對我們的心帶來能量上的影響。大部分具有鎮定效果的精油——也就是能放鬆神經系統的精油——都能有助於和諧心神。

其中，真正薰衣草與香蜂草特別適合用在和心熱有關的緊張不安。熱會擾亂心神、使人煩躁，這種過度活躍的狀態，經常會讓人夜裡難以入眠。

在情緒上，真正薰衣草與香蜂草特別適合高度敏感、善於自省，因此難以應對壓力情境的人們。這兩種精油不只能改善神經緊張，還能平復慌張與歇斯底里的感覺。

橙花、茉莉和依蘭精油都能安撫心——特別適合那些和自己感官變得疏離，難以感受到感覺和情緒的人。對這些人來說，放鬆就是直接紓解身體的緊繃。

玫瑰和玫瑰草能為心滋補清涼、滋潤的陰能量，平撫伴隨著乾、渴、夜汗與失眠的緊張與不安。這兩種精油，也最適合用於缺乏情緒安全感而導致的緊張。穗甘松泥炭般的氣味雖然並非人見人愛，但也非常適合用來改善心神（五神之神）的不安——相對來說，同樣相當「靈性」的檀香和乳香，則是透過安撫五神之意（思維）來達到放鬆神經的效果。其中，乳香特別適合用在心理思維緊繃所造成的壓力，例如考試訂正。

建議配方

（每20毫升基底油使用的精油滴數）

情況惡化、壓力加劇

洋甘菊2滴、佛手柑2滴、甜橙2滴。

緊張不安

真正薰衣草3滴、橙花2滴、
佛手柑1滴。

突發的心理創傷

真正薰衣草3滴、乳香2滴、
穗甘松1滴。

精神緊繃、疲憊不堪

快樂鼠尾草3滴、絲柏2滴、
真正薰衣草1滴

建議參考

甜馬鬱蘭香甜撫慰的草本氣味，最適合需要土元素支持的人們使用。例如神經緊繃和疲憊倦怠相互擺盪的人們——越是緊繃，就越疲憊。快樂鼠尾草精油也有同樣的能量作用，就像甜馬鬱蘭一樣，它本身就是一種「平衡型」精油。快樂鼠尾草是最有效的抗痙攣劑之一，能透過疏通氣滯，達到消除緊張的效果。因此，就像絲柏精油一樣，它也很適合用來調理經前症候群的緊繃感。

　　這也讓我們想到天竺葵精油。天竺葵，就和玫瑰與玫瑰草一樣，能滋補陰的能量。這幫助五神之志（意志）安穩下來、歸於中心的作用，使得它很適合用來幫助即便疲憊不堪，仍然不斷被壓力催促著前進的人們。

穴位點療癒：心包經 —— 內關穴

內關穴位在前臂內側，手腕橫紋下方兩橫指處，兩條韌帶之間。內關穴能撫順心氣，和諧並提振心神。施作時先以一手固定手腕，另一手大拇指在穴位點上畫圈按摩，其餘手指和手掌在後側提供支撐。刺激肝經的太沖穴也能幫助緩解神經緊張。

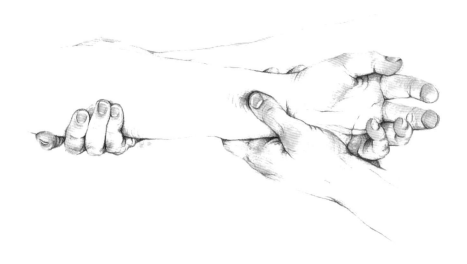

思慮過多、擔憂

讓 心 安 定 下 來 的 精 油

相較於其他的心理狀況，思慮過多和擔憂的情形，主要和一個器官有關——脾胰（脾臟與胰腺）。脾臟是五神之意（思維）所在之處，它主宰所有思維活動，也幫助五神之神（心神）概念化的能力。

然而，擔憂、緊繃或精神上的負擔，都會使「意」承受過多壓力，這時，就會出現思慮過多的情況。這時，人的思維活動會變得過度活躍，進而變得混亂、疑惑，「陷入困境」。腦袋不停翻攪想找到解答，反而使得「意」無法得到清晰的結論。這樣是一種關於「反思」（reflection）的不平衡，也是土元素的主要情緒根源。

以下適合改善思慮過多的精油，雖然都有和諧土元素的作用，但是卻各自有安頓心智的不同方式。有些精油幫助紮根、舒緩，有些精油幫助調節和釐清，精油各自都在這個問題上，扮演著不同的角色。

主要幫助紮根的精油是安息香與岩蘭草。這兩種精油香甜、放鬆的樹脂氣味，能讓集中在頭部的氣「接地」下引，不再創造過多不必要的想法。安息香與岩蘭草特別適合那些頭腦活躍而身體不活躍，以及忘記了如何好好生活在這世界上的人們。

檀香也是一種能幫助人們好好安在於當下的精油——它能平息思緒、讓頭腦安靜下來。檀香化解淤塞、清熱消火的作用，能平撫那些讓腦袋無法停下來的、不願變通的焦慮和不安。它深邃而安定心靈的香甜氣息，能讓人更平靜地以反思的態度，去面對生活中的問題，而不是只對未來感到憂心忡忡。

乳香和沒藥也像檀香一樣，能使人平靜下來。乳香能舒服地撫慰人們——無論在身體或精神層面上——它能平息滿腦子的後悔念頭，以及對於各種凡塵俗事的擔憂。正如真正薰衣草適合用在情緒過多的人身上，乳香最適合

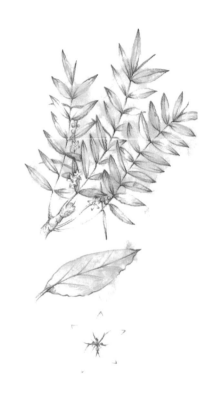

乳香

乳香樹韌皮部分泌的油樹膠，只要暴露於空氣，就能從液體轉化為固體。也因此，乳香精油和自我的轉化有關——從一種無固定形狀的靈魂意識，轉為具體的結晶。

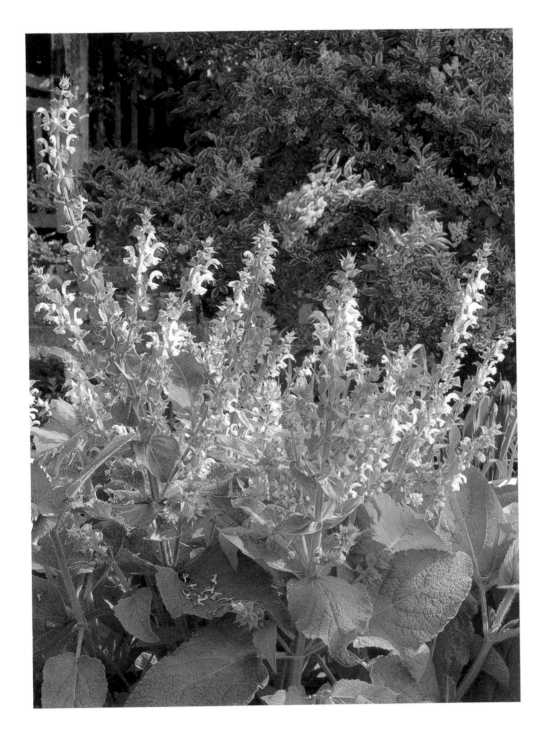

快樂鼠尾草

作為一種非木本植物，快樂鼠尾草可以説長得相當高，那闊大而毛茸茸的心型葉片，卻集中生長在離地不遠處。兩者之間的對比，加上那受到完好保護的小花，都提醒著我們，快樂鼠尾草能化解極端，也因此能改善猶豫不決的情況。

腦袋塞滿了各種思緒的人使用。

　　甜馬鬱蘭和洋甘菊能幫助平復壓力造成的擔憂，在人們需要安慰時提供支持。甜馬鬱蘭的樟腦氣息有助於清晰心智，甜甜的香氣又令人安穩舒心，適合用來改善心理疲憊時渾沌、焦躁的狀態。對於那些無人訴情衷、只能自己和煩惱孤軍奮戰的人們，甜馬鬱蘭能使他們安定下來，尤其對於總是無止盡擔憂他人的人，格外有幫助。

　　羅馬洋甘菊與德國洋甘菊適合用在緊繃的完美主義者身上，以及那些很難從工作模式「切換」到下班模式的人們。

　　快樂鼠尾草和兩種洋甘菊一樣，能調節並撫順身體的氣流（順氣、理氣）。因此，它特別適合用在為了找到最理想的解決方式，而不斷變換心意，不僅精神緊繃，也憂思過度的人們。這樣的人們就算做了決定，仍會不斷擔憂那是否是正確的，並思考自己是否應該改變心意。

　　甜茴香的作用是鼓勵人們自我表達。它能幫助那些因為無法妥善表達，而被放大的憂慮。想法和顧慮會因為沒有正當的出口，而在心中「發酵」。

　　廣藿香就像岩蘭草一樣，氣味馥郁且有「紮根」的作用。它能幫助人們恢復身體和感官的覺知。廣藿香有香甜的大地氣息，能支持脾臟、平息思緒上過多的壓力所帶來的憂慮。它就像芫荽籽一樣，能溫和地激勵心神，用熱辣的溫暖，帶來提振和挑動的效果。廣藿香和芫荽籽都很適合用來改善憂鬱、疏離的人們心中的擔憂。

　　相較於快樂鼠尾草和乳香為人帶來清晰和平靜，擅長振奮精神的，當屬葡萄柚與檸檬了。其中，檸檬特別擅長清理心智上的「阻滯」——也就是過多的想法，讓心智「停滯不前」的情況。相較之下，葡萄柚對五神之意（思維）的作用雖然較輕微，但是它能調節肝氣，驅散源自於

建議配方
（每20毫升基底油使用的精油滴數）

無法控制的胡思亂想
檀香4滴、岩蘭草2滴。

過於重視細節
乳香3滴、岩蘭草2滴、檸檬1滴。

過度關注他人
甜馬鬱蘭3滴、洋甘菊1滴、
玫瑰草1滴。

過多的頭腦分析、疏離冷漠
天竺葵3滴、檀香2滴、廣藿香1滴。

建議參考

緊張與挫折的擔憂。

　　天竺葵精油，就像廣藿香和岩蘭草一樣，能讓人的感官覺知更為敏銳。它香甜的花香，以及收斂的特質，能滋陰健脾，進而幫助散亂不安的心穩定下來。它特別適合那些因為思慮過多，而阻礙了情緒流動的人們。天竺葵也可以幫助人們，用接納和直覺的洞察來取代過多的頭腦分析。

　　荳蔻精油則同時具備多種特質，因此對於各種擔憂都能帶來很好的效果。荳蔻氣味香甜、溫暖、安撫人心，本質上就是一種「紮根」、撫慰的精油，能為五神之意（思維）帶來滿足和寧靜的感受。同時，它也帶有一絲辛香、熱辣的氣息，因此既能提振情緒，也能清晰心智。綜合上述心理作用，荳蔻能為人們帶來平衡土元素的強大力量，對於焦慮、混亂和憂鬱型的思慮過多，都能帶來很好的改善效果。

穴位點療癒：脾經 ── 三陰交穴

三陰交穴位在小腿內側，就在腳踝骨上方三橫指處的脛骨邊緣。三陰交能強化脾胰之氣，和諧五神之意（思維），消除過多的思慮與擔憂。施作時先以一手固定腳踝，另一手大拇指以上下摩擦的方式刺激穴位點，其餘手指和手掌在後側提供支撐。刺激胃經──足三里穴也能支持三陰交穴的作用。

焦慮、恐懼

讓人平靜、感到安心的精油

從中醫的角度來看，人在焦慮和恐懼時，主要失衡的人體器官有兩個，就是腎與心。

腎臟是五神之志（意志）所在之處（腎藏志），也是我們求生本能的來源，為我們帶來以恐懼為根源的精神。恐懼就像憤怒一樣，當憤怒被適當地運用，可以正向地成為一種堅定和創造力的表現，因此，恐懼也有存在的必要和更深層的目的。要是沒有恐懼，我們就不會懂得要保護自己，也不會明白肉身有其限制，進而累積出智慧。

當「志」飄搖不定，就會出現不合宜或過多的恐懼，進而造成心理上的不和諧。恐懼可能以缺乏自信、擔憂或缺乏安全感等形式浮現，從中可以看出水元素失衡的徵兆。能強化腎氣、強化意志（志）的精油，特別能夠消除擔憂和恐懼。這些精油分別是：百里香、杜松漿果與絲柏。

百里香精油最適合用來改善來自外部或已知原因的恐懼，它能激起每個人內在的鬥士精神。杜松漿果也適合膽小、退怯的人使用，同時能消除人們內在對於失敗的恐懼。大西洋雪松同樣適合用來改善害怕瓦解和功虧一簣的恐懼（內在恐懼），而絲柏則適合原因不明或隱而不知的恐懼。

焦慮半多和心的能量狀態失衡有關——畢竟，心是心神所在之處（心藏神）。當心的氣、血或陰性能量不足，神就會受到擾亂，失去它本有的平靜狀態。這會造成情緒上不舒服的感受。同樣地，長時間的情緒壓力也可能造成慢性焦慮，使得氣、血、陰能量上的不足，轉而以生理狀況的形式浮現。因此，焦慮可能是心與火元素不和諧的成因，也可能是表現出來的症狀。不過，無論哪一種情況，以下精油都能適用。

當清涼、具支持性的腎陰無法滋養心陰，就可能產生焦慮、不安全感、夜汗和失眠等問題。這時，適合派上用

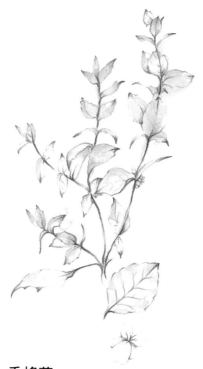

香蜂草

「香蜂草，強心、振奮情緒、掌管腦部、增強記憶，還能強大地驅走憂鬱⋯⋯只要摘下新鮮的嫩枝，放進酒或其他飲料裡，就能為高溫的盛夏，帶來美妙的痛快。」
英國作家約翰・伊夫林（John Evelyn），1699。

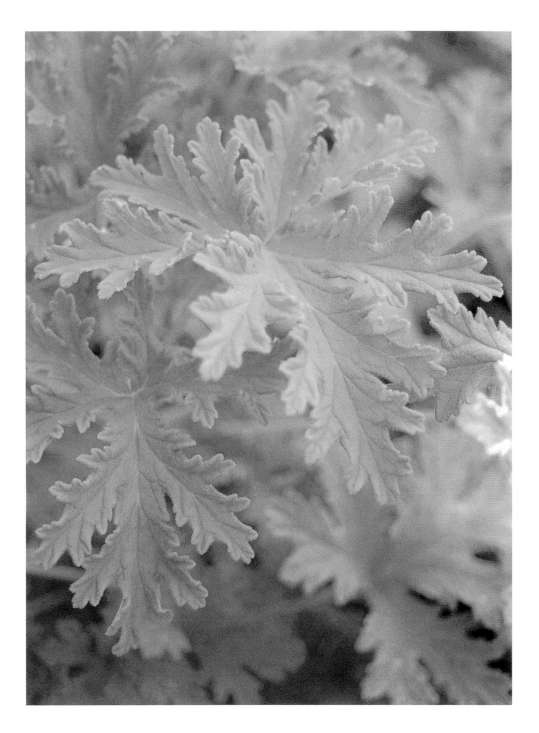

天竺葵

雖然天竺葵會綻放一簇簇傘狀的花朵，但它的精油是藏在毛茸茸的鋸齒狀葉片裡。像這樣葉片芬芳、花朵無香的情形並不常見——尤其那香氣並不只是「綠香」，而是足以擬仿玫瑰的花香。

場的精油，就是天竺葵與岩蘭草。天竺葵特別適合安撫那些並不是「天生情緒化」的人，所產生的焦慮——也就是那些永遠是「優等生」、「模範生」，從沒有時間好好感覺自己情緒的人。岩蘭草精油也有類似的特質，它能為那些一天到晚焦慮、「脫離現實」的人，找回紮根的穩定。這兩種精油都可以用來處理恐懼，以及突如其來的「恐慌」。

玫瑰和玫瑰草能滋養心陰，並且有清涼、安撫和支持的作用。其中，玫瑰尤其適合用於深度的焦慮，能讓情緒極度沮喪、無法獨自在家的人感到安心。玫瑰能消減恐懼和不安全感帶來的焦慮——包括害怕「失去控制」的恐懼。就像香蜂草一樣，玫瑰帶有的一絲酸香與澀味，能幫助心「重新攝回」神。

茉莉精油除了帶來安撫，也能用它獨特的方式提振人心，特別適合用在焦慮和憂鬱交替出現的情況。依蘭精油也有類似的特質——能量上和香氣上都是——不過它更適合為極度狂躁、停不下來的腦袋，帶來「沉著穩定」的效果。

真正薰衣草與香蜂草能清心熱、順氣、理氣，是最能安撫心神的精油之一。玫瑰和玫瑰草適合感覺被遺棄且孤單的人們使用，真正薰衣草和香蜂草則適合感覺受到壓迫、快要窒息的人們——無論是被生活所逼，或被他人所迫。因此，真正薰衣草和香蜂草最適合處理的焦慮，是伴隨著情緒困惑的焦慮感——例如責任與慾望起了衝突，或是感覺不知道「哪裡才是出路」。

真正薰衣草搭配絲柏與橙花精油的配方組合，可以考慮用在以強迫症行為來表現的焦慮，可能帶來極佳的效果。

橙花精油特別適合那些無法面對痛苦、不願面對紛擾情緒的人們——例如羞恥感、罪惡感，或不一定完全意

建議配方

（每20毫升基底油使用的精油滴數）

廣場恐懼症

杜松漿果2滴、絲柏2滴、香蜂草1滴。

突如其來的恐懼，尤其好發於夜晚

天竺葵2滴、岩蘭草2滴、玫瑰1滴。

絕望的焦慮

真正薰衣草3滴、玫瑰2滴。

疑病症

真正薰衣草3滴、絲柏3滴。

建議參考

識到的傷痛和憤怒。在所有焦慮感當中，它最適合處理的，是一種絕望的焦慮，認為自己再也無法找回心靈平靜的絕望和焦慮感。橙花不僅能安撫、平撫心神，還可以為五神之魂（乙太體靈魂）重新注入希望。

橙花也像玫瑰、茉莉、依蘭一樣，適合用來處理性的焦慮，尤其能解放對身體的羞恥感，幫助人們釋放不自在的感覺。相反地，真正薰衣草適用在對自己的健康情形過於焦慮的人——或是有疑病症，總是懷疑自己生病的人們。最後，穗甘松精油可以用來處理「靈性上」的焦慮——也就是失去信仰的表現。穗甘松能安頓心神（神）與乙太體靈魂（魂），幫助它們「落地」，在一切看似與我們做對的情況下，仍然保有對生命的信任。用穗甘松搭配其他緩解焦慮的精油，能讓人們找回接納和穿越的能力。

穴位點療癒：心經 —— 神門穴

神門穴位在前臂內側手腕橫紋上，小指下方豌豆骨內側位置。神門穴能穩定心氣，安神、撫神。施作時先以一手固定手腕，另一手大拇指在穴位點上下摩擦按摩，其餘手指和手掌在後側提供支撐。刺激腎經的照海穴也能緩解焦慮和恐懼。

難以專注、記憶力差

幫助頭腦清晰的精油

　　從傳統中醫的角度來看，影響專注力和記憶力的原因有許多。包括血的情況、心和循環系統的情況、脾胰與腎的情況等，都可能影響到意識思維的強健程度。於是，可以用來增強專注力與記憶力的精油也有許多，端看身體不和諧的情況出現在何處。

　　迷迭香精油是最基本也最為人所知的一種。迷迭香能促進動脈血液循環、幫助氣向上行，因此成為能夠激勵腦部活動、最強大的利腦精油之一。迷迭香促進專心、專注的強大效果，在精油中唯有羅勒（Ocinum basilicum）能與之匹敵。可惜的是，就算是歐洲或法國羅勒（Ocinum basilicum var. album），其中甲基醚蔞葉酚（龍艾腦）的含量，仍足以令人在使用上產生安全疑慮。

　　月桂就像迷迭香一樣，能強化心氣，幫助人們專注於此時此地。迷迭香可以廣泛適用於各種注意力不足——尤其當伴隨神經衰弱的情況——而月桂，則最好在學習時使用。

　　茶樹也是心血管和神經系統的滋補劑，就像迷迭香一樣，能夠活化腦部血流。茶樹主要適合用在因活力不足、健康條件不允許，導致專注力受到影響的情況。

　　迷迭香、月桂和茶樹不只可以對抗心理精神的疲憊，也可以增強記憶力。其中，迷迭香自古有記憶之草的美名，效果最為人所知。迷迭香能補心，從中醫的角度來看，主要能協助長期記憶的喪失。

　　接下來，當我們把注意力從火元素移到土元素，就不得不思考脾臟在其中的重要角色。脾臟是思維（五神之意）的所在之處（脾藏意），這意味著，脾胰掌管一個人的思考、專注、邏輯與分析能力。正如它在胃的協助之下，掌控身體的消化和食物的運化，它也掌管著我們對資訊的消化能力——也就是我們如何消化、分析心智的刺激源。

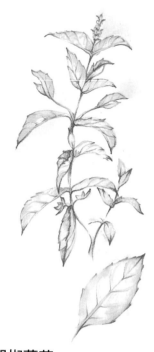

胡椒薄荷

「摸摸院子裡的薄荷吧！光是它的香氣，就足以令人精神一振、疲憊全消，它嚼起來的味道更是令人食慾大開……薄荷汁能擦亮聲道、使聲音清澈，無論是要唱詩歌、上台表演或在酒吧裡聲嘶力竭，在那之前喝一點，都能很有幫助。」

—— 羅馬藥用植物學家普林尼（Pliny），西元77年。

（英文譯文採用賀蘭〔Holland〕於1601年翻譯的版本）

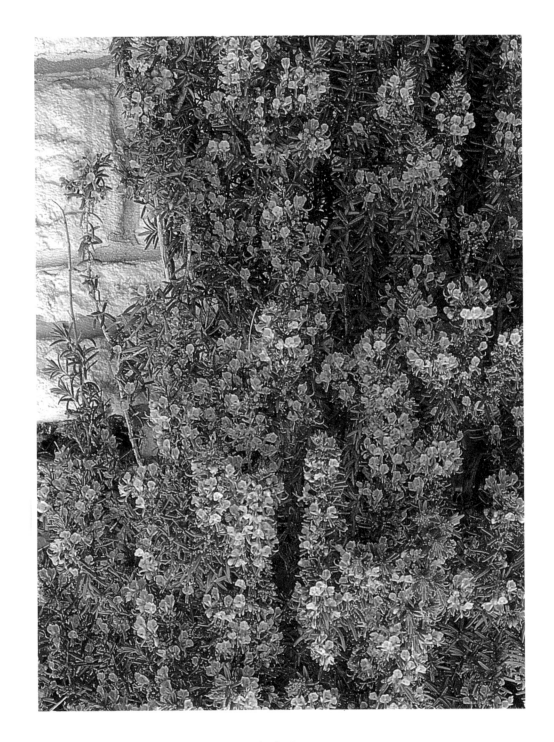

迷迭香

「至於迷迭香，我讓它沿花園牆籬恣意生長，不只是因為蜜蜂們熱愛它，也因為這是一種關於記憶的神聖藥草，因此，我將它獻給友誼。或許裡頭哪一個枝條正說著無聲的語言，因此被選為代表，在葬禮過後，在我們下葬的土地裡，成為你我的象徵。」

——英國政治家、作家 湯瑪斯·摩爾爵士（Sir Thomas More，16世紀）。

說到強化脾臟的心智功能，效用最佳的有兩種精油：荳蔻和芫荽籽。這不僅因為荳蔻和芫荽籽能有效幫助消化，也因為它們都是能滋補神經的精油。荳蔻強化我們的好奇心與好記性，芫荽籽則能活化心智的創造力。

同樣地，甜馬鬱蘭也是傳統幫助利腦的精油之一，希臘醫師迪奧斯克理德斯（Dioscorides）用它來溫暖並支持神經。就像快樂鼠尾草精油一樣，甜馬鬱蘭適合用於既疲憊又飽受壓力的人，幫助它們更專心集中。

快樂鼠尾草有出了名的清晰心智作用，並且和常見鼠尾草（Salvia officinalis）一樣，能強化判斷力。快樂鼠尾草作為傳統上的「預示藥草」，這響亮的名聲也反映出它能激起「更高層級」的思維，幫助五神之意（思維）的直覺功能。類似的精油還有乳香。乳香是古老的冥思之香，放鬆心智的同時，也活化心智，擴展覺知，並且振奮精神。乳香或許更適合用來創造一種寧靜的專注力，像冥想一樣的，讓意識聚焦於一個點。乳香也能幫助我們維持心智平靜、清晰，是最適合在考試時嗅聞的精油！

說到最能幫助思維清晰的精油，絕不能少了檸檬。檸檬輕盈、清新的香氣，適合用來改善頭昏腦脹、阻塞不通的情況，也就是當一個人感覺「無精打采」、模糊遲鈍的時候。除此之外，檸檬也有助於讓學習力與記憶力發揮到最佳程度——尤其在處理和數字與細節有關的事務時。

不過，最能有效幫助學習的精油，大概仍非胡椒薄荷莫屬。雖然目前為止，我們討論到的精油較多和心與脾臟有關，但胡椒薄荷的作用更多在於胃部——特別能幫助人們的「吸收力」。胡椒薄荷能激勵神經、銳利思維，幫助我們傾聽、攝入，然後消化。

建議配方
（每20毫升基底油使用的精油滴數）

幫助學習
迷迭香4滴、月桂1滴、
胡椒薄荷1滴。

曖昧不清、猶豫不決
快樂鼠尾草3滴、迷迭香2滴。

煩躁不安、容易分心
乳香3滴、天竺葵2滴。

健忘
歐洲赤松3滴、檸檬1滴、
迷迭香1滴。

建議參考

牛膝草、百里香和歐洲赤松精油也都能增強專注力，主要透過暖身、補陽氣來辦到。這三種精油都有滋補神經的作用，很適合在神經耗弱的情況下，為心智注入活力。

　　其中，百里香和歐洲赤松精油能滋補腎氣，因此適合用來改善短期記憶的喪失。將這兩種精油搭配迷迭香使用，能有效改善老年人健忘的問題，尤其是當基因要素隨著年紀流失，導致大腦功能衰退的時候。要是使用者體質燥熱，伴隨煩躁不安，那麼便需要同時滋補腎陰。這時，可以將天竺葵精油加入配方當中。

穴位點療癒：膽經 —— 風池穴

風池穴位在後頸頭骨下方，耳後頭骨凸起處附近的凹陷。風池穴能清晰心智，提高專注力、增強記憶力。施作時先以一手扶住前額，另一手大拇指在穴位點以畫圈方式按摩。刺激小腸經——後谿穴也能支持風池穴的作用。

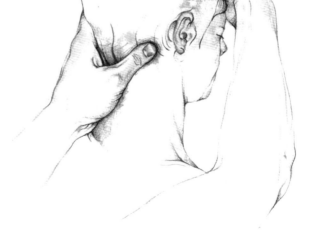

缺乏自信、自尊心低落

激起鬥志的精油

心是神之所在（心神），也就是自我意識的中心。因此，心是人體中負責維持自信心和鬥志，最主要的器官。心也是火元素的核心器官，掌管自我表達、示現心神，以及整體的情緒和諧。

心的角色，由腎來支持。腎是意志的所在（五神之志），而意志是心神的根本，能帶來決心，讓人本能地感覺安心，對自己與生俱來的能力有信心。腎也是掌管水元素的器官，腎功能不和諧，人會變得膽小、恐懼，難以應對艱困的情境。

除此之外，肺也能透過維持心理上的「界限」，鞏固人們的自信心。當人我界限模糊，我們就容易感覺暴露在外、感到脆弱，因此寧願退居一角，躲避接觸外界可能帶來的危險。肺掌管身體的金元素，肺功能和諧能使人炯炯有神、樂觀積極，這也是自尊心的來源。

所有芳香精油中，迷迭香是最能有效激勵自信心的精油之一。迷迭香能補心氣、肺氣與腎氣，它能溫暖、活化身心，提振精神，讓靈感源源不絕。迷迭香在精微層面上的心理功效，主要作用於五神之神（心神），以及火元素。在此，迷迭香強化自我認同的效果，同時適用於缺乏目標和自尊心低落的情況。

月桂則是歷久彌新的榮耀象徵，代表斐然的成就。它也適合用於自尊心低落的情況，尤其是對於智力和藝術性的自信不足。同樣地，月桂的影響力也是來自心和火元素，它能激勵心神，帶來大膽創造的火花。

茉莉精油也同樣能激發創造力，不過是以更溫柔、更感官的方式提振心神。茉莉的效果就如同它的香氣一樣溫暖、令人安心，能幫助我們放開不必要的自我限制，讓大腦放鬆，使心的運作更加和諧。茉莉精油增強的自信，來自時時刻刻對自我保持真實。玫瑰精油的運作方式也很

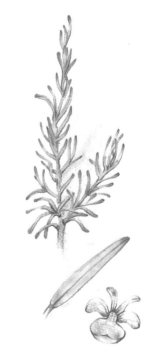

迷迭香

迷迭香的所有一切都是筆直向上的，包括高而垂直的莖、長而纖瘦的細枝，以及直直向上的小葉子。就連那強勁、清新的氣味，也憑著一絲昂揚高貴的辛辣氣息，讓我們的精神直上雲霄。實際在身體上，迷迭香也將我們的氣與血帶向腦部。

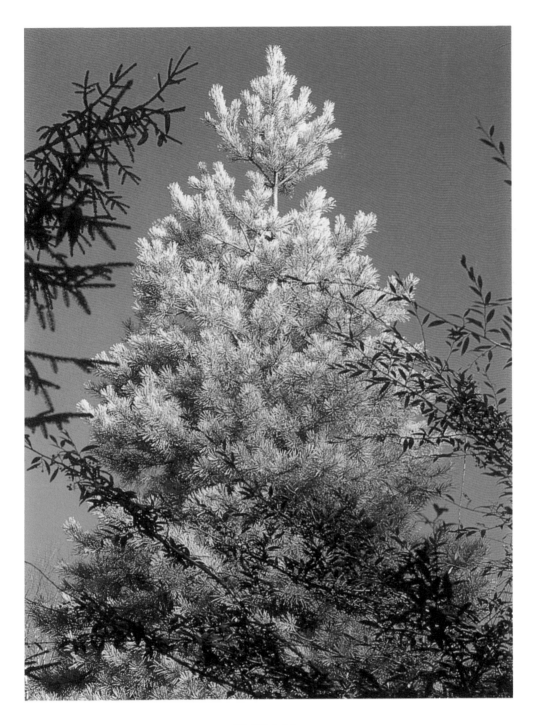

歐洲赤松

歐洲赤松（*Pinus Sylvestris*）──「樹中之松」──喜生長於北緯高山地區，能堅毅地抵抗日照不足的嚴寒環境。就像永恆的生命之花，歐洲赤松將內在之光和溫暖凝聚於內，透過芬芳的針葉，將生長環境中清新宜人的香氣傳遞給世人。

類似，但玫瑰更擅長安撫情緒疏離之人的心神。玫瑰精油適合處理的，是藏在內心最深處低落的自尊感，例如當情緒的傷痛，讓一個人失去了愛自己的能力。

甜茴香能為人們帶來支持的效果，適合用來幫助那些因為無法完整表達自己，而缺乏自信心的人們。另一方面，薑則能讓那些沒有動力去行動的人，被激起自信。這不只是因為薑能激起腎的意志（五神之志），也是因為它辛辣鮮活的溫暖，能讓心神（五神之神）恢復鬥志。

說到鬥志，或許最適用於垂頭喪氣的精油，就是常見百里香了。百里香能深深地鞏固、滋補神經，自古就是驅散憂鬱、帶來勇氣的代表植物。百里香能為意志注入力量、「敞開心胸」，幫助你我克服自我懷疑與失敗主義的陰霾。在常見百里香當中，比起百里酚百里香（*Thymus vulgaris thymoliferum*），另一個在能量上更清涼、溫和的選擇，是牻牛兒醇百里香（*Thymus vulgaris geranioliferum*），兩者的心理作用相當類似。

迷迭香和月桂在占星學上的代表行星都是太陽，象徵個體與自我；而百里香和杜松漿果的代表行星則是火星，象徵堅定與強烈的自信。

杜松漿果和百里香一樣，能擴大腎的意志，幫助我們從心理上的「限制」解放開來。它也能幫助那些在社交上感覺沉重、退避，失去了社交自信心，也失去最基本的平靜感受和樂觀信念的人們。

除此之外，歐洲赤松和牛膝草精油也應該列入討論，這兩種精油能透過作用於五神之魄（身體的靈魂），幫助人們找回自信。就像百里香一樣，這兩種精油能「敞開心胸」、活化精神，讓展望未來時負面的態度煙消雲散。歐洲赤松和牛膝草也都是傳統的防護藥草，能幫助輕易受到環境欺壓的人保護自己。

建議配方

（每20毫升基底油使用的精油滴數）

認知上缺乏自信

迷迭香3滴、月桂2滴。

自我價值低落

玫瑰2滴、茉莉2滴。

缺乏鬥志

百里香2滴、歐洲赤松2滴、
大西洋雪松2滴。

沉默寡言、失敗主義

杜松漿果2滴、百里香2滴。

建議參考

歐洲赤松、牛膝草與西洋蓍草都有強化金元素的能力，能幫助消除脆弱的感覺。西洋蓍草可以幫助那些在心理或身體上遭受暴力，並因此受到傷害的自尊心。

　　茶樹精油在心理層面的作用也和金元素有關──它能大大滋補肺部，鞏固身體的衛氣。不僅如此，茶樹還能強化心陽，因此主要適合用來改善與病魔抗爭帶來的消沉頹喪和自信低落。

穴位點療癒：腎經 ── 太谿穴

太谿穴位在腳踝內側，踝骨和腳後跟（阿基里斯腱）中間的位置。太谿穴能支持腎氣，強化意志（五神之志），幫助人們找回自信和勇氣。施作時先以一手固定腳跟，另一手大拇指在穴位點上下摩擦按摩。刺激心經－通里穴也能提振心神、改善自尊心低落的問題。

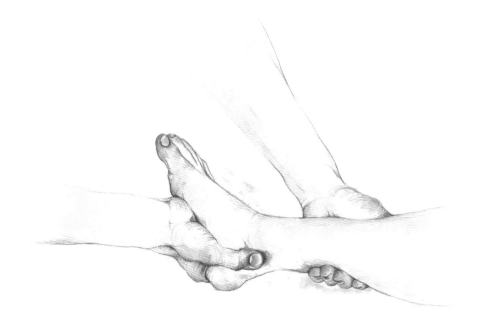

憤怒、挫折感

安撫心靈的精油

能夠化解挫折、易怒和怨恨的精油，大部分在能量上都作用於肝臟。從中醫的角度來看，肝臟和木元素的根源情緒，就是憤怒。雖然憤怒一般被歸為一種負面情緒，但就中醫來看，憤怒當中，其實蘊含每個人都需要的、潛在的創造力量。在能量上，憤怒就是肝的魄力的延伸。唯有當憤怒失衡或失控，才會變得「負面」——也就是當怒火過於高漲或「不足」的時候。

過度積累的憤怒（例如因挫敗而惱火），基本上就是氣滯的表現——無論這情緒的起因有沒有道理、正不正當。因此，芳香療法的「處理」方向，可以是平息不適當的莫名火，或是消解氣之有理的人們身上的緊繃與張力。就像處理任何一種心理失衡情況一樣，療癒師（或協助者）必須自然地全心全意對待個案，不帶有批判心。

平息怒火的最終目標，是讓居於肝臟的五神之魂（乙太體靈魂），回復原有的包容力，以及生而為人的慈愛心。

針對以上作用，我們可以先將下列三種柑橘類精油列入考慮：甜橙、佛手柑與葡萄柚。這三種精油都能調節肝氣、撫順全身的氣。甜橙充滿溫暖、陽光的果香，特別適合用在緊繃、挫折的情況——尤其是那些明明知道可能會遇到困難的人們。它最適合那種只要機器一出狀況，就「氣得跳腳」的人使用。佛手柑精油的作用也很類似，但它能透過鼓勵妥協，緩和原本氣憤的態度。

葡萄柚不像甜橙和佛手柑那樣令人放鬆，但它特別具有清理的能力，能讓人感覺清新提振。因此，葡萄柚特別適合用在憤怒被壓抑或持久不散的情況——例如當一時的憤怒成為綿延燜燒的憎恨，或者透過暴飲暴食來抒發的時候。

胡椒薄荷精油也可以幫助挫折和惱火帶來的暴飲暴

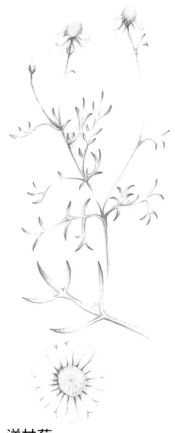

洋甘菊

「洋甘菊教我們永保耐心。
越是遭人踐踏，它越堅勇苗壯。」
——英國古諺。

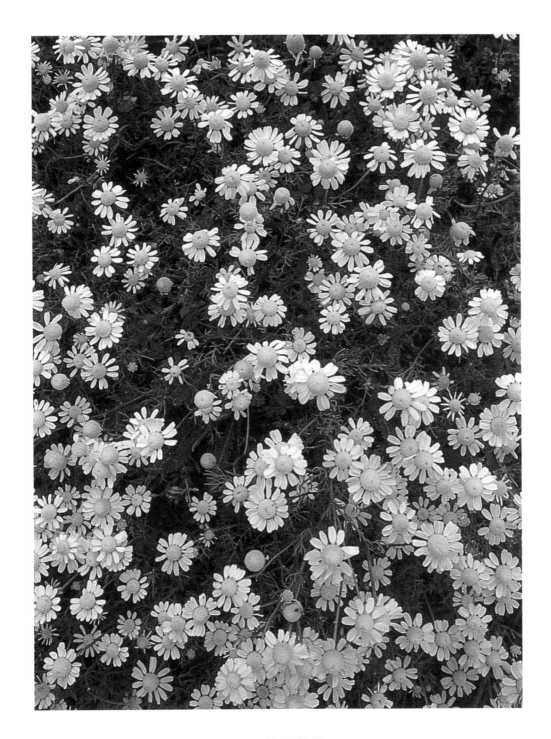

洋甘菊的花朵

一朵朵天真敞開、雛菊一般的德國洋甘菊，令人想起，它的精油能幫助我們恢復耐性、尋回內心的滿足。
它是一種菊科植物（composite，也有組合之意），意味著每一個花頭，都是由無數細小的小花所組成的
——這也意味著，它帶有合一與和諧的力量。

食，但它更多用在無法容忍、缺乏包容力的情況。胡椒薄荷可以釋放受到侷限的肝氣，強化「消化」的能力，幫助我們「吞下」所有難以接受的，然後「放下」固執和僵硬的抗拒心。

另一組能改善此一情況的精油，來自菊科。包括羅馬洋甘菊、德國洋甘菊、西洋蓍草和永久花，都既能撫順肝氣，也可以降肝火，幫助憤怒的靈魂平撫下來。

羅馬洋甘菊和德國洋甘菊，在我心中，也是處理憤怒情緒最重要的兩種精油。這兩種精油幾乎能安撫來自任何一種情況的怨恨。羅馬洋甘菊和德國洋甘菊尤其適合用在一被忽略就生氣的人們身上——即便他們不承認自己需要或期盼別人的協助。這類人的憤怒，通常會被認為是一種「情緒化」——一不高興就臭臉，但來得快去得也快。

西洋蓍草對於類似情況也能帶來幫助——它最適合用在容易感覺受到威脅的人們身上；這樣的人容易劍拔弩張地防衛，稍微收到一點批評，就會感覺受到冒犯而怒氣騰騰。除此之外，西洋蓍草也可以用在那些深深受到傷害，但傷痛之下藏有憤怒的人們身上——未被表達的憤怒，讓靈魂更受傷。隨之而來的灰心與絕望，唯有在當事人願意「承認」自己的憤怒時，才可能消散。

義大利永久花也適合用來處理被壓抑的憤怒——尤其當憤怒已演變成長久的憎恨。永久花能消融日復一日心懷怨恨的苦澀，幫助人們重新找回寬恕和慈悲的胸懷。

現在，讓我們看看真正薰衣草。真正薰衣草可以廣泛地用於所有一般性的壓力緊繃和挫折，它能安心、理氣，是最適合處理被壓抑的惱火的精油之一。除此之外，我們也可以在突然暴怒後，用真正薰衣草來放鬆神經。

建議配方
（每20毫升基底油使用的精油滴數）

灰心挫折、衝動易怒
甜橙2滴、佛手柑2滴、洋甘菊2滴。

缺乏耐心、容忍度低
佛手柑3滴、真正薰衣草2滴、
胡椒薄荷1滴。

敏感易怒、防衛心強
西洋蓍草4滴、洋甘菊1滴。

受傷、苦澀
玫瑰2滴、真正薰衣草2滴、
永久花1滴。

建議參考

玫瑰精油最適合用在既憤怒，又同時感覺受傷的人們身上——尤其是因為怨恨，而在情緒上選擇冷漠、拒絕、背叛的人們。玫瑰精油能清肝火、降心火，因此對於一發火就後悔，甚至是深深悔恨的人，能帶來很好的幫助。

穗甘松就像永久花一樣，效用深入靈魂深處。它能在我們因堅定的恨意而變得剛硬的時候，幫助軟化五神之魂（乙太體靈魂）。雖然這樣的療癒需要時間，但穗甘松非常適合深感苦澀的靈魂使用——也就是，當憎恨阻礙了靈性成長和快樂的時候。

穴位點療癒：膽經 —— 陽陵泉穴

陽陵泉穴位在小腿外側上方，腓骨頭部下方前側凹陷處。陽陵泉穴能撫順肝臟氣流、安撫緊張、改善肌肉緊繃，和諧五神之魂（乙太體靈魂）。施作時先以一手固定小腿，另一手大拇指在穴位點上畫圈按摩。刺激肝經 —— 太沖穴也能幫助緩解挫折、易怒與憎恨等問題。

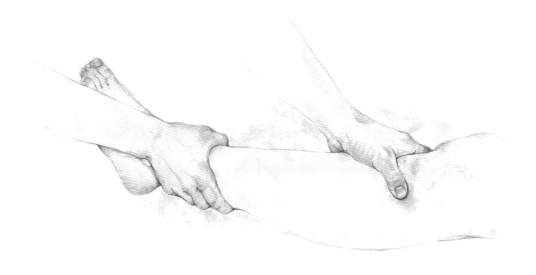

軟弱無力、難以決定

強化心志的精油

能夠改善軟弱無力的精油，是提高意志力、強化耐力、改善精神活力的精油。就像對應缺乏自信和恐懼的精油一樣，這些精油多半也能滋補身心整體的陽性能量，並且在能量上帶來溫熱的效果。

至於五元素的部分，我們可以先考慮能強化水元素的精油，例如薑。薑能透過溫暖腎陽、增強五神之志（意志），從而幫助我們迅速、明快地做出決定。同時，它還作用於心與五神之神（心神），因此很適合用來改善一個人的漠不關心。

杜松漿果也有類似的作用，只不過效用更廣一些。杜松漿果適合遇到難關時喜歡把自己關起來的人，它能消除疑慮、突破被擊垮的感覺，重新找回克服生命困境的決心。另一方面，大西洋雪松則幫助我們堅定地穩步前行，透過強化毅力，鞏固我們的意志。大西洋雪松還能帶來靈性上的平靜感，讓我們能把受害者的態度，轉化為沉著冷靜的力量。

百里香精油能透過許多方式為我們帶來力量。它不僅能激勵信心和鬥志，還能幫助那些很難堅定態度，或是總讓他人「決定排程」，事後又對自己的順從懊惱不已的人。

牛膝草和歐洲赤松也像百里香一樣，能活化五神之魄（身體的靈魂），並強化身體衛氣。從這個角度來看，他們很適合用在因為身體金元素較弱、缺乏生命力，於是軟弱、脆弱、總想逃避的人們。這些精油能為我們帶來全心全意活在這世界的力量，進而幫助我們維持清晰的界限。牛膝草和歐洲赤松精油因此特別適合對負面的、「消耗」的環境格外敏感的人，這樣的人尤其容易在壓力情境下感到疲憊不堪。

藍膠尤加利精油也同樣有辛辣、「敞開」的作用，能幫助那些感覺被困住、「無法呼吸」的人。藍膠尤加利能

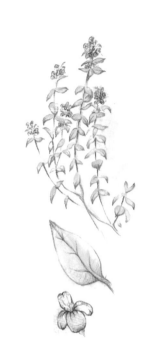

百里香

「百里香能改善坐骨神經痛、身側與胸部的痛，側邊和腹部的脹氣，對恐懼、憂鬱、心有煩憂的人，也能帶來很好的幫助。」
——英國醫師約翰·傑拉德（John Gerard），1597。

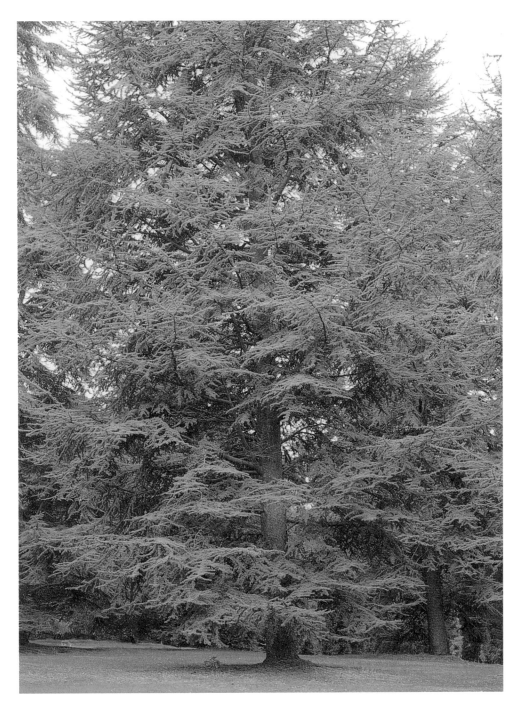

雪松樹

巨大的雪松樹剛毅、穩重、高聳堅定的樣貌，讓需要信心的人想去到它面前，就像尋求慈悲智慧的長者協助一樣。大西洋雪松精油也帶有深沉古老的力量。

帶來自由的感受，它為靈魂帶來活力，激勵尋求更多人生體驗的渴望。

　　所有和金元素有關的精油，都能幫助我們消除被消耗的疲憊感。它們清新、清晰的特質，能幫助我們全心全意處在當下，準備好擁抱每一個新的經驗。其中，絲柏是最能展現這股力量的精油。

　　絲柏能消除積聚在魄（身體的靈魂）與志（意志）的阻滯，讓我們放下過去，願意做出、接受那些必要的、或不得不發生的改變。絲柏特別適合用在失去與失落的情形，以及強迫症行為或恐懼。它能增強我們更新、轉化的能力。除此之外，絲柏還幫助我們讓苦苦壓抑的、難以消化的情緒浮出水面，尤其是那些透過自我傷害表達情緒，反而使靈魂更失去力量的人們。

　　安息香也同樣能幫助我們因應生命中的變化。不過，它的作用方式和絲柏有所不同。安息香溫暖而穩定，它能令人安心、給人力量，消除憂慮、緩和神經疲勞。相對地，藏茴香為我們帶來堅毅的力量，幫助我們專注於自己選擇的目標。雖然這兩種精油的使用情境有所不同，但安息香與藏茴香都能幫助我們內在更加穩定，並且透過土元素的力量，讓我們更穩步在自己的航道上。

　　快樂鼠尾草精油則兼具土元素的實際，與金元素的活力。它為人們帶來洞見與決斷力，以及清晰的、出於本能的確信感。快樂鼠尾草適合用在緊繃、疲憊的人身上，尤其是因為困惑和忙亂，而找不到問題解答的時候。這樣的人很可能感覺「失去方向」、「看不清楚」，因此很難清晰、果斷地判斷該做出什麼樣的行動。

　　其他能改善猶豫不決的精油，是能調理肝膽之氣的精油。從中醫的角度來看，肝主謀慮，是身心運作的「策畫者」，而膽主決斷，負責「做決定」（肝膽相照，兩者是協同

建議配方
（每20毫升基底油使用的精油滴數）

缺乏決心
大西洋雪松4滴、薑2滴。

軟弱、不堅定
歐洲赤松3滴、百里香2滴。

拒絕改變現狀
絲柏3滴、杜松漿果2滴、
安息香1滴。

長期優柔寡斷
快樂鼠尾草3滴、佛手柑2滴、
甜橙1滴。

建議參考

運作的器官）。當掌管身體木元素的身體器官出現氣滯，人就會出現難以決定的情況。這時候，可以考慮使用柑橘類精油——尤其是佛手柑、甜橙與葡萄柚。這些精油不僅能平撫能量與生理上的痙攣，還能調節因為不斷變換心意，而造成的心理「痙攣」。

迷迭香強化一個人的自我意識，因此是另一個能為人們帶來力量的芳香精油。迷迭香能活化意志，提振心神，激勵人們的自信和對命運的信心。除此之外，它也能為肝臟和乙太體靈魂（五神之魂）帶來強大的活化效果——幫助我們建立清晰、可達成的目標，不因不當的影響而左右搖擺。

穴位點療癒：小腸經 — 後谿穴

後谿穴位在手掌外側，小指的掌指關節正下方，靠外側的位置。後谿穴能清晰心智、強化意志（五神之志），加強決斷力。施作時先以一手固定手部，另一手大拇指在穴位點上下摩擦按摩。刺激腎經－太谿穴也能改善無計可施的無力感。

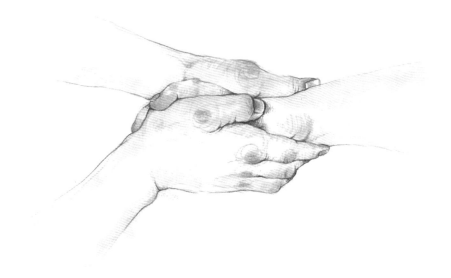

憂鬱、負面思考
提振情緒的精油

　　憂鬱和負面思考，有可能來自許多不同的心理情況和壓力。因此，找出憂鬱情緒的確切本質是很重要的。我們可以根據憂鬱的情緒成因和表現特徵，將情況歸納為五元素的其中一種。憂鬱對應的元素類型，是我們最能清楚感覺情況被呼應的類型。假如我們感覺有兩個元素都處於不和諧的狀態，我們也可以從這兩種元素各自對應的精油中，挑選兩到三種能對應當下情緒的精油搭配使用。除此之外，有好幾種精油本身同時具備了多種元素面向，在這種時候特別適合派上用場。

木元素型憂鬱

　　由於肝臟負責確保身體之氣順暢流動，因此它帶給人們的，是一種輕鬆、自在的態度。氣的和諧流動對於保持情緒和諧穩定，扮演著關鍵的作用；畢竟情緒總有高低起伏。當壓力越來越大，情緒張力越演越烈，氣就有可能淤滯一處，使精神難以伸張，人感到備受壓迫。從這個模式可以看出，長期的壓力是如何使人變得憂鬱。而最常見的例子，就是平日工作投入、野心勃勃的人們，突然有一天失去了奮鬥的動機與幹勁。這樣的情況，要不是自己給的壓力大到讓整個人「垮」了下來，要不就是他們被迫離開樂不思蜀的工作，就此失去了生活的意義。無論何種情況，這樣的憂鬱，都和失去目標、看不見「未來」有關。

　　堅定的目標和對未來的嚮往，是五神之魂（乙太體靈魂）掌管的核心機能。當綿延不斷的緊張、挫折與憎恨，讓乙太體靈魂無法輕鬆自在地流動，它就會失去動力，失去尋求和盼望的能力。當五神之魂處於和諧的狀態，能為人帶來希望，而現在，卻成為絕望的來源。

　　佛手柑精油能溫柔提振身心，因為它能撫順肝氣。它既放鬆神經，又振奮精神，因此適合處理因壓力和

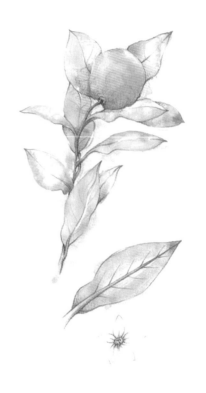

佛手柑

「所有從苦橙演化而來的柑橘樹精油中，佛手柑是最苦的一種。因此，佛手柑激勵肝、胃、脾的作用最為人樂道。佛手柑能讓體弱造成的胃腸積滯動起來，不只消除腹重、腹脹的感覺，隨之而來的沮喪和陰鬱也將一掃而空。」
——美國草藥學家彼得‧荷姆斯
（Peter Holmes），
《西洋藥草能量學》（*The Energetics of Western Herbs*）

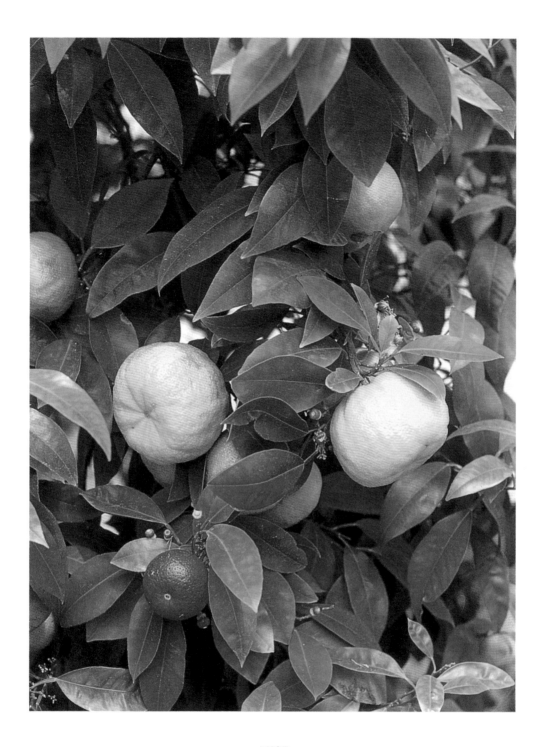

甜橙

甜橙甜美多汁的特質，在中國被視為是好運的象徵。橙色是代表快樂的顏色，和
這個傳統淵源大概脫不了關係。沒錯，甜橙精油就像太陽一樣溫暖，能為人們帶
來幸福和喜悅的感受。

壓抑自己的感受，所造成的憂鬱。甜橙與紅橘（*Citrus reticulata*）精油也有類似的作用，它們透過調理肝氣，紓解憂鬱的壓力。這兩種精油溫暖、清新的水果香氣，本身就有歡快、和諧的特質，特別適合用在因為壓力而對未來感到悲觀、視野狹小的時候。甜橙與紅橘都能喚起「內在小孩」正面的特質，幫助人們自在玩耍。

橙花像甜橙，能理身體之氣，也像茉莉，能安撫心神。橙花最適合用在因緊張和情緒耗竭導致的憂鬱。從更精微的角度來看，那些自己切斷和感官、感受的連結，藉此從痛苦的情緒中逃離的絕望之人，最適合使用橙花。橙花能透過滋養與整合，提振靈魂與精神。它能把人們壓抑的情緒釋放出來，因為當情緒持續壓抑著，就容易抑而成鬱。藏在肌肉組織中的悲傷、拋棄、羞恥和憤怒，都會因此浮現到意識表層，使靈魂從傷痛中獲得解放。

德國洋甘菊與羅馬洋甘菊最適合用在動不動就情緒化、愛生氣的憂鬱類型；這樣的憂鬱也是源於肝的氣滯。這類人通常對自己的生活不太滿意，會因為他人而沮喪，也因為自己而灰心。洋甘菊是「在逆境中保持耐心」的象徵，能安撫挫折、痛苦的自我，讓靈魂從強勢暴虐中解放出來。義大利永久花也能讓人解放，它能解開因自我壓抑導致的抑鬱「心結」，最適合用在憤怒轉而向內，靈魂因而苦澀，難以感受到希望和信任的人們。義大利永久花能幫助五神之魂（乙太體靈魂）找回真正的慈悲與對未來的嚮往，從而消除徘徊不去的憂鬱。

另一個適合使用的菊科精油是西洋蓍草。西洋蓍草在蘇格蘭歐克尼群島（Orkney Island）是人們用來治療憂鬱的藥草。它最適合用來處理因痛苦犧牲、遭到不當對待，而產生的負面情緒和憂鬱。這類人心中的傷痛從來沒有真正獲得療癒，也從來不能被表達出來。因為他們擔

建議配方

（每20毫升基底油使用的精油滴數）

挫折、緊張、負面
佛手柑3滴、甜橙2滴、橙花1滴。

苦澀、鑽牛角尖
洋甘菊2滴、佛手柑2滴、永久花2滴。

容易臭臉、受傷
西洋蓍草4滴、牛膝草2滴。

自我責怪
穗甘松2滴、真正薰衣草2滴、玫瑰1滴。

建議參考

心，一旦說出來，痛苦就再也不可能消停。

療癒木元素型憂鬱的精油有一個共同特質，就是幫助乙太體靈魂（五神之魂）從受困、不滿的情況中釋放出來。唯有如此，人們才能期盼自己重新找回寬恕與慈悲的力量。

我們最需要的慷慨，是自己給自己的寬待。當乙太體靈魂因為深刻的挫折與怨恨，而變得苦澀、負面，那樣的我們，不僅會對他人失去包容心，也會無法容忍自己，尤其是對我們的「過錯」與自身的限制。

穗甘松精油可以用在這種因「無法容忍自己」而產生的憂鬱。當長期的壓力與自尊心低落，導致個人陷入自我譴責，穗甘松精油能幫助乙太體靈魂回到人道寬宏與仁慈的狀態。

穴位點療癒：肝經 —— 太沖穴

太沖穴在腳掌上，大腳趾與二腳趾中間下方1.5至2個橫指處。太沖穴能撫順肝臟氣流、安撫緊張和憂鬱，並和諧五神之魂（乙太體靈魂）。施作時先以一手固定腳部，另一手大拇指在穴位點上下按摩，其餘手指和手掌握住腳趾下方的腳掌丘，以提供支撐。

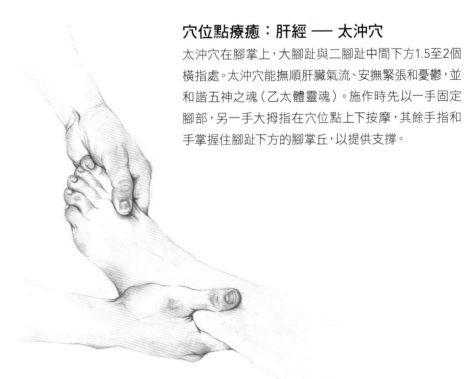

火元素型憂鬱

帶有火元素特質的憂鬱，通常和喜悅與愛的失衡有關——也就是心和五神之神（心神）的根源情緒。心神的本質是和諧與完美，是一種情緒和靈性上的幸福感——「喜悅」就是這種本質的延伸表現。同樣地，愛也是這種意識狀態的表現方式；我們透過愛，表達內心因他人而湧現的喜悅。

折磨心神的憂鬱，是一種失去了「生命樂趣」的憂鬱。這樣的人，通常對生活失去熱忱與興趣，也不再有受到啟發、靈光一現的能力。這樣的情況，通常出現在那些本性溫暖、「情感豐富」，但是在失衡狀態下，變得冰冷、淡漠或不安、過度敏感的人。

火元素和愛與友誼有關，因此火元素型的憂鬱也可能來自「拒絕」。這種憂鬱，是情感上的不安全感，以及對關係的灰心失望，所造成的痛苦。這是一種靈魂的悲傷，這樣的悲傷足以令人變得疏遠、冷淡，即使心中明明有愛。

茉莉精油是火元素型憂鬱主要適用的精油。自古以來它抗憂鬱、令人歡愉的美名，既來自它溫暖、奇異的花香，也來自它作用於心的能量效用。在此，茉莉能溫和地帶來滋補，同時舒緩心氣，讓情緒受到安撫和提振。

茉莉精油與月亮和具創造力的陰性能量有關，因此能為冷漠、情緒疏離的人，喚起一絲暖意和活力。對於長期因性焦慮而造成的沮喪，也能帶來很好的效果——無論關於性的焦慮感是來自壓抑、自我限制、挫折或脆弱。

關於這個主題，依蘭精油的功用也不遑多讓。它能幫助我們加強對感官喜悅的表達，也幫助那些情緒刺激需求較高，因此每當生活平淡無趣，就容易焦慮憂鬱的人們。依蘭精油能幫助我們填滿「情緒黑洞」，舒緩無趣帶

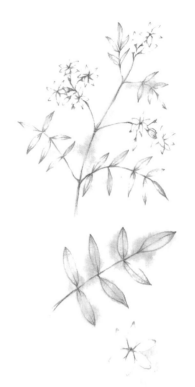

茉莉

「清涼似蠟的茉莉花朵，在悶熱的晚風中盛開。黎明前必須摘下，方能留住最盛的香氣。花朵中的茉莉精華，有太陽的光芒，也有月亮的魅力。」

——珍·葛雷森（Jane Grayson），《芬芳終年》（*The Fragrant Year*）。

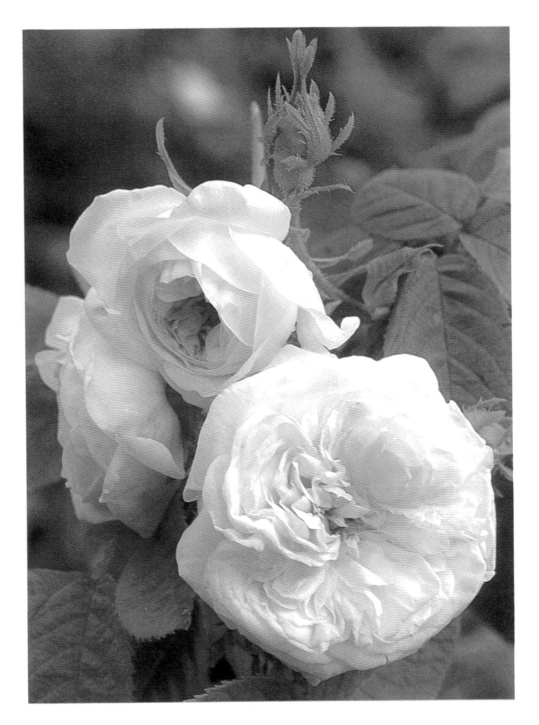

玫瑰花

玫瑰柔軟細緻的花瓣，就像護套一樣，層層包裹著受到妥善保護的生殖器官——
就像一層一層的情緒，緊緊包圍著你我的心。那柔嫩的花朵，由堅硬多刺的莖幹
支撐並保護著。因此，玫瑰精油不僅滋養你我愛的能力，
也護衛著將愛表達出來的力量。

來的煩躁，以及隨之而來的低落與沮喪。

玫瑰精油能支持心陰，幫助人們找回情緒上的安全感。玫瑰精油特別適合高度敏感的族群，尤其是外表安靜不語，腦中卻充滿各種浪漫幻想的人們。這樣的人通常對於生活與愛情有太多的期望，因此很容易感到失望或受傷。玫瑰精油能透過找回內在喜悅，幫助人們回復自我滿足的能力。

茉莉、玫瑰清心安神，迷迭香則溫暖人心、注入活力。迷迭香適用於心陽虛的情況，也就是那些身心疲勞、胸有悲慟或淡漠處世的人們。對此，迷迭香能鞏固心神，激勵自我意識，藉此消除自信心不足、無力實現目標、無法活出潛能所帶來的憂鬱。

同樣地，香蜂草精油也能回復心神，消除排山倒海、將人淹沒的情緒。根據卡爾佩伯的說法，香蜂草能「讓心恢復活力……為心帶走所有因憂鬱和黑色膽汁所生起的憂慮與念頭。」這裡說的「黑色膽汁」，就是讓心神無法和諧的沉重感與悲觀主義。

溫和的「香蜂草」和占星學中的巨蟹座有關，這意味著，這個藥草能對應到所有和童年有關的問題。小時候的我們，顯然不那麼具備力量，去對抗外在壓迫的情緒。即使長大成人，兒時在心理上被他人壓制的記憶，仍可能持續伴隨著我們。

因此，香蜂草適合那些在情緒上格外脆弱，無法真正去面對憂鬱成因的人們。他們寧願自己「默默承受」，也不把不滿表達出來，並且不願意做出改變。他們對未知感到害怕，因此寧可在已知的現狀中翻攪掙扎，即便那是多麼艱困難捱。

建議配方

（每20毫升基底油使用的精油滴數）

冷漠、失去歡笑

茉莉3滴、依蘭1滴、甜橙1滴。

感覺被遺棄、痛失所愛

玫瑰2滴、玫瑰草2滴、橙花1滴。

無精打采、灰心喪志

迷迭香4滴、薑1滴。

厭煩無聊

芫荽3滴、廣藿香2滴、佛手柑1滴。

建議參考

廣藿香大地般的香甜氣息，主要連結到土元素的能量；不過，它依然能改善火元素型的憂鬱。廣藿香能激發人們探索和創造的渴望，適合用在背負著沉重的壓力和負擔，於是對什麼都提不起勁、無法享受其中的人們。

　　芫荽籽就像廣藿香一樣，既能平息思維（五神之意），也能提振心神（五神之神）。因此，它適合用在那些既充滿擔憂、又缺乏情緒感受的人們，也特別能夠改善因為缺乏變化和機運，所導致的憂鬱。芫荽籽能平息「日常生活之苦」帶來的壓迫感，為那些日復一日履行責任、重複單調生活的人們，帶來樂觀的心態與長袖善舞的創造力。

穴位點療癒：心經 — 通里穴

通里穴位在前臂內側，就在神門穴的正下方（神門穴在手腕橫紋上，小指下方豌豆骨內側位置）。通里穴能強化心氣，和諧並提振心神。施作時先以一手固定手腕，另一手大拇指在穴位點上畫圈按摩，其餘手指和手掌在後側提供支撐。

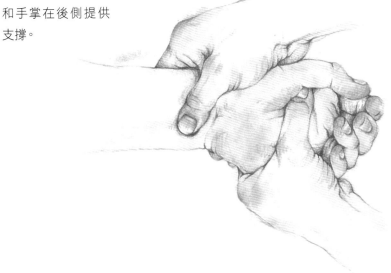

土元素型憂鬱

土元素型憂鬱在某種層次上，和五神之意（思維）的不和諧有關。當一個人出現脾氣虛的情況，它的思考過程就會受限、受阻，思維也難以清晰、冷靜，因此會為思慮過多所苦。這種憂鬱的感受，是伴隨擔憂和困惑的憂鬱。「意」會因為過多的「反思」，而變得疲憊、沉重，然而反思原本只是靜靜地沉思而已。

反思是脾與土元素的根源「情緒」之一，而另一個根源情緒，就是同情心。同情心反映著土元素照顧、滋養的面向，但在這裡，特別是指你我內心對於支持、服務的渴望，同時也包括感覺被支持的需求。同情心既然歸屬於最實際的土元素，表示它需要用可看見的、持續性的方式被滿足，也就是我們稱之為「體貼」的行為。

那些總是擔心別人、總在對別人表達關心的人，就是同情心過盛的例子。這樣的人通常忘記去看見自己的需要，也難以承認自己想要他人的協助。

而另外一種土元素的失衡，是過度需要他人的同情。這樣的人不會總是展現自己堅強、自給自足的一面，而是容易在情緒上依附他人。這類型的憂鬱，是一種情緒渴望不被滿足的憂鬱，以及內心那股「沒人在乎我」的感受。

無論問題的根本是來自自我否認或不安全感帶來的情緒需求，土元素型的憂鬱，都是來自缺乏自我滋養，以及隨之而來的精神沉重感。

這時，氣味香甜、主要為後調的精油，可以強化脾臟和土元素的功能。這類精油通常有穩定、滋養、去敏感的作用。其中最能提振人心的，就是岩蘭草精油。

岩蘭草精油滋養、促進吸收的作用，可以在精微層面上，對習慣自我否認的人，帶來幫助。它馥郁如樹脂的特質，傳遞著支持與存續的體驗，幫助我們重新連結到身

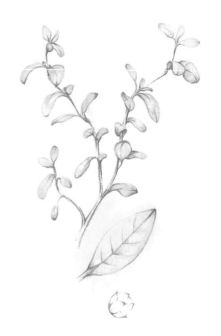

甜馬鬱蘭

「羅馬人將甜馬鬱蘭獻給女神維納斯。至今，人們仍在儀式中以維納斯之名使用它，也用它來為自己盼求好姻緣。……甜馬鬱蘭可以用在婚禮或婚約儀式中，打從古希臘就有這樣的習俗：將甜馬鬱蘭編為花環，戴在新人的頭上。」

——保羅·貝耶爾（Paul Beyerl），《草藥大全》（*The Master Book of Herbalism*）。

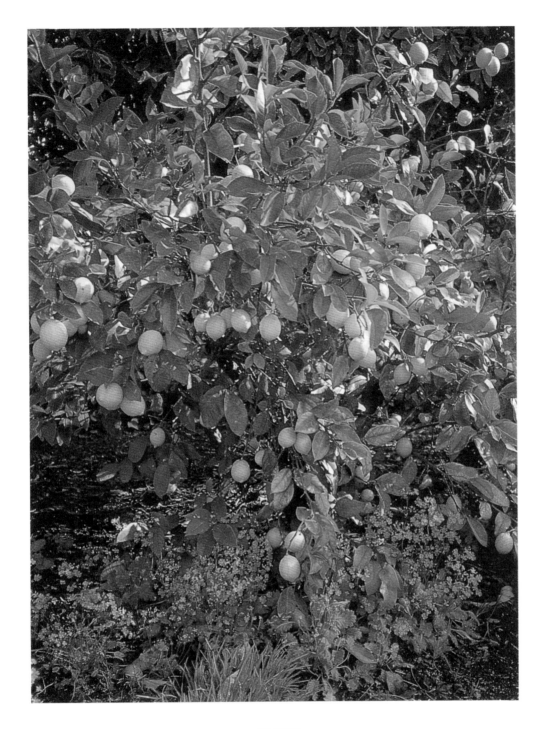

檸檬樹

「（檸檬精油）在精神與身體上都有清涼、清理、歡快和清新的效果。它和光有很強烈的關聯，不僅是因為生長地區陽光普照，也因為它的顏色就是如此……檸檬精油最適合用在心智偏好和意識態度發生衝突的時候，這時，它能幫助人們找到清晰且有定論的解答。」——迪特屈‧岡貝爾（Dietrich Gumbel），《全方位肌膚保養指南：草藥精華使用大全》（*Principles of Holistic Skin Therapy with Herbal Essences*）。

體。岩蘭草尤其適合用在習慣忽略自我需求的人們。這樣的人習慣強撐自己，壓縮吃飯與休息的時間，然而，在那「我可以」的外表之下，隱藏的是一種情緒上的「我不值得」。

甜馬鬱蘭是另一個能帶來安慰和滋養的精油，能安撫不再平靜滿足的沉重靈魂。甜馬鬱蘭和土元素的關聯，來自它甜甜的香氣，以及幫助消化的作用。不過，甜馬鬱蘭一方面是呼吸系統的滋補劑，在傳統上屬於治喪藥草，另一方面，它也是愛情藥草，因此和金元素與火元素有關。於是，甜馬鬱蘭也可以用來改善失去的悲傷，和孤立的陰鬱；這兩種低落的情緒，都和渴望付出與接受、滋養和被滋養——有關。

荳蔻精油也和土元素有關，可以用來改善冷漠帶來的消沉。荳蔻代表「生命的胃口」，且能刺激思維（五神之意），它能幫助那些抱怨自己提不起勁、興趣缺缺的人們——尤其當這樣的人背負著過多的責任壓力時。

檸檬精油可以讓思緒清晰，透過清新提振的作用，使靈魂變得輕盈。當頭腦被各種負面念頭與憂鬱「塞滿」，檸檬精油能幫助我們放下這些負擔，重新找回輕盈和自在的心。它清晰思緒、啟發心智的作用，特別適合那些在心理上被「困住」、無所適從，因此感覺受到壓迫的人們使用。

乳香和沒藥精油不只能清晰、沉澱心智，還能喚起並擴展一個人的靈性意識。和檀香與穗甘松相比，這兩種精油寧靜的樹脂氣味，能帶來安定的感受。乳香能消除那些壓垮了「意」、使「魄」受限的過多思慮。最適合用在因棘手事務、凡塵俗事而感到煩憂，進而產生的憂鬱感。乳香能讓人更清晰有洞見、更能抽離出來，幫助人們超越困難，並擁有堅忍和放下的力量。

建議配方
（每20毫升基底油使用的精油滴數）

抑鬱、自我忽略
岩蘭草3滴、荳蔻1滴、玫瑰1滴。

孤單淒涼
甜馬鬱蘭3滴、迷迭香2滴、
沒藥1滴。

沉重、正經嚴肅
檸檬3滴、茉莉2滴。

強勢、過度依附
乳香2滴、沒藥2滴、絲柏2滴。

建議參考

荳蔻　　　　第58至59頁
乳香　　　　第76至77頁
檸檬　　　　第94至95頁
甜馬鬱蘭　　第96至97頁
沒藥　　　　第100至104頁
岩蘭草　　　第126至127頁

沒藥精油也同樣能幫助我們，從世俗的限制與不幸當中解放出來。沒藥能安撫讓自我變得沉重的痛，幫助我們找回靈性上的意志——也就是關於自律和轉化的覺知。

乳香和沒藥都是傳統的治喪藥草，能幫助我們跨越哀悼，接受逝去的事實。從這個角度來看，它們也和金元素有關。沒藥尤其能安撫失去的憂愁，幫助我們以永恆的視角看待人生。

穴位點療癒：胃經 —— 足三里穴

足三里穴在小腿外側、外膝眼下方三橫指處、脛骨外緣的位置。足三里穴能強脾胰之氣、健胃氣，增強並釐清五神之意（意志）。施作時先以一手固定小腿，另一手大拇指在穴位點上下摩擦按摩，其餘手指和手掌在後側提供支撐。

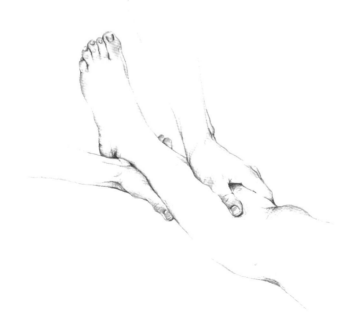

金元素型憂鬱

金元素和我們稱之為「生命體」的存在面向有關。五神之魄（身體的靈魂）藏居於肺，透過感官來經驗這個世界。在未被妨礙時，強健的「魄」能為我們帶來鮮活的感官本能，讓我們充分地活在當下。對「魄」帶來損害的負面情緒，是那些妨礙它的活力與存在、阻止它接受和放手的情緒。諸如悲觀主義、後悔、懊悔，和無法接受的失去，都會限制「魄」，造成金元素的不平衡。

肺和金元素的根源情緒是悲傷。就像恐懼和憤怒一樣，悲傷的存在，也具有重要且正面的意義，它能幫助我們接受失去，進而放手。唯有當這樣的過程無法順利完成，當失去的感受下意識地模糊蔓延時，悲傷才會成為一種不和諧的情緒。

因此，金元素型的憂鬱，通常和一個從未處理完成的悲傷經驗有關。因為無法真正的哀悼或大哭一場，當事人反而被一種情緒上的空洞壓迫著。憂鬱、疏離與放棄的感覺浮上心頭，反映內心深到難以療癒的傷口。

最明顯適用於這種憂鬱的精油，就是絲柏。絲柏和乳香、沒藥一樣，自古就是傳統的治喪藥草，能為人們帶來靈性上的撫慰，幫助人們走出悲傷。絲柏的能量作用是既控血又活血，這也對應它在精微層面上協助轉變和轉化的能力。掌管絲柏的行星是冥王星——在占星學裡象徵轉化——它鼓勵人們放下不再適合自己、不再能幫助自己的一切。

因此，絲柏最適合那些「卡」在某些地方，無法向前行的人們。無論他們是持續被失去的傷痛深深淹沒，或是因無力改變的境況感到壓迫，這些人的憂鬱，都伴隨著一種消沉的悲傷。

藍膠尤加利也適合用在無力前行的人們身上，並且能

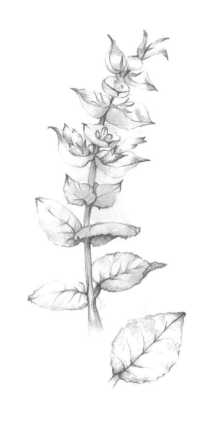

快樂鼠尾草

「正如藥草學家所說，快樂鼠尾草很適合用在熱性的痛風症狀。快樂鼠尾草能讓嘶啞的聲音回復清澈，對肺、對咽喉、對腸道都有很好的作用，優點多得說不完，聰明的女人都知道如何使用它。」
——《梅瑟的藥典》（*Macer's Herbal*），12世紀。

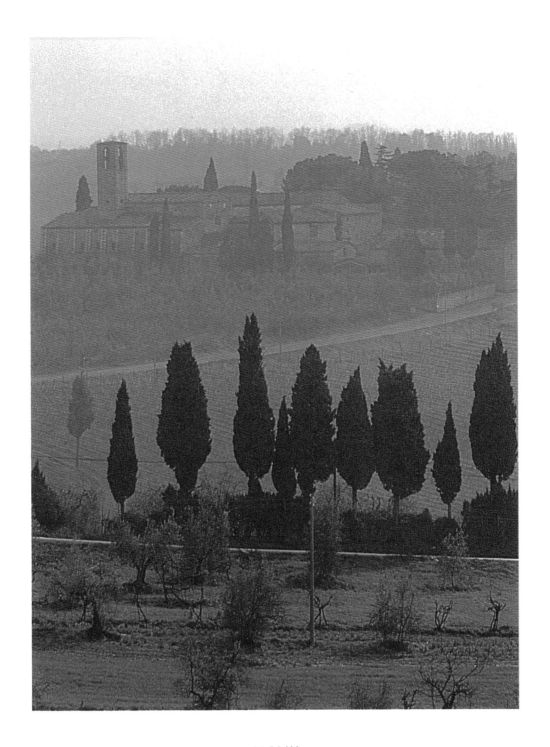

絲柏樹

「比最好的石榴花蜜更甜的是，
吹過絲柏樹林那道芬芳的風。」

《厄色尼和平福音：第二冊》（*The Essene Gospel of Peace, Book Two*）

（英文譯文來自愛蒙德・波多・史切利〔*Edmond Bordeaux Szekely*〕）

幫助改善「靈性緊縮」（spiritual contraction）的問題。藍膠尤加利幫助人們「敞開心胸」，帶來更廣闊的覺知向度，讓身體的靈魂（魄）充滿活力、感官更敏銳。藍膠尤加利也可以用來鼓舞感覺受困或受限的靈魂——尤其是，當人們渴求更大的「靈魂自由」時。

快樂鼠尾草有著名的抗憂鬱特質，它的作用集中在五神之魄（身體的靈魂）與意（思維）。快樂鼠尾草大概是最經典的憂鬱用油，除了憂鬱之外，還能改善煩躁分心的情況，強化「元神」、順氣理氣。

快樂鼠尾草尤其適合用在慢性壓力和神經緊繃累積而成的憂鬱。由於快樂鼠尾草既能放鬆神經，也能強化神經，它能讓過度強撐的自己，再一次感受到內在的力量。

從更精微的角度來看，快樂鼠尾草可以在人們感覺越來越困惑，並因此出現壓迫感的時候，讓靈魂振奮起來。就像羅馬洋甘菊和德國洋甘菊一樣，快樂鼠尾草可以紓解經常陷入矛盾和個人慾望帶來的壓力。透過找回清晰、恢復直覺，快樂鼠尾草幫助我們找回本能般的明白，驅散內在衝突聚積的烏雲。

牛膝草和歐洲赤松，就像絲柏與藍膠尤加利一樣，鼓勵我們跨越限制，「放下」不再適用的一切。雖然歐洲赤松不像絲柏那樣，透過內心極深的轉化，幫助人們跨越失去的感受，但它同樣能平撫後悔的心，驅走懊悔的感覺。歐洲赤松和牛膝草真正的強項是處理內心的「負能量」。

當身體之魂蓬勃健壯、充滿活力，人就能保有基本的樂觀、有能力敞開。但是，當身體之魂被耗弱或受限，就會變得脆弱，因此容易向外在那些不斷帶來傷害、令人沮喪的壓力屈服。牛膝草和歐洲赤松有強勁、清新、振奮人心的氣味，能幫助人們降低脆弱的感受，消除對未來的厭倦和悲觀主義。這兩種精油很適合用來驅散長久下來令人

建議配方

（每20毫升基底油使用的精油滴數）

哀慟久久難平
絲柏4滴、乳香1滴、玫瑰1滴。

陰鬱、疏離
快樂鼠尾草3滴、迷迭香2滴、百里香1滴。

悲慘痛苦、後悔懊惱
歐洲赤松3滴、甜馬鬱蘭2滴、絲柏1滴。

負面思考、悲觀主義
牛膝草2滴、快樂鼠尾草2滴、甜橙2滴。

建議參考

疲憊、耗弱的負面思維。

　　茶樹是另一種能帶來保護的精油，也是身體衛氣的
主要滋補劑。茶樹能將力量帶給魄與神，在健康狀態低落
時，激發人們的鬥志。把茶樹加在個人適用的配方當中，
特別能幫助因免疫力低落出現的憂鬱傾向。

穴位點療癒：肺經 —— 列缺穴

列缺穴位在前臂內側，手腕橫紋下方1.5橫指處的橈動
脈上。列缺穴能激發肺氣流動，為五神之魄（身體的靈
魂）注入活力、達到提振的效果。施作時先以一手固定
手腕，另一手大拇指在穴位點上下摩擦按摩，其餘手指
和手掌在後側提供支撐。

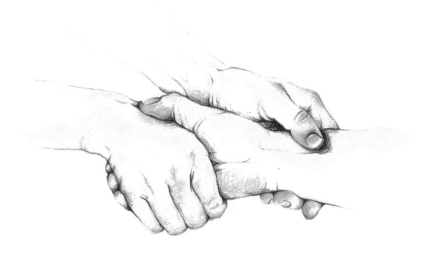

水元素型憂鬱

水元素型憂鬱和五神之志（意志）的失衡有關。當一個人意志和諧，會成為動力和意志力的泉源，也是自信與鬥志的關鍵要素。意志儲藏在腎臟——也是人體陰陽之源——腎臟為我們帶來最基本的、身體的氣力。

因此，帶有水元素特質的憂鬱，通常伴隨著無力和淡漠的感受。比如，對方可能在面臨艱難的情況時，突然覺得被超出自己能掌控的力量擊倒。他們開始質疑自己是否有面對這項挑戰的能力，並且陷入一種絕望的狀態，覺得人生實在太逼人。這種「擊垮」靈魂的洩氣感，通常混雜著內在的恐懼。

相對地，還有另一種可能性，就是找不到任何已知的原因，這也可能與孩童時期種下的因有關。也就是說，當事者沒有遇到任何受到壓迫的問題，意志卻莫名地受挫。這樣的憂鬱，或許可以說是和「人生在世」有關，並且或多或少地，反映出生存意志的喪失。

無論是否能找到具體造成憂鬱的原因，百里香都可以在意志需要支撐時協助人們。百里香就像迷迭香和茶樹一樣，是強大的神經滋補劑，數百年來都是人們用來激勵勇氣的藥草。百里香不只作用於「志」，對肺部主掌的「魄」，也有同樣強大的作用，可以為意志消沉的人，帶來振奮與堅定的樂觀主義。因此，百里香精油也適合用在被擊垮、害怕，或者淡漠等憂鬱狀態。

杜松漿果和百里香的作用很類似，同樣可以強化「志」和「魄」。杜松漿果特別適合用在深陷於自我懷疑，對事物提不起勁，內在「放棄」並迴避任何挑戰的人們身上。然而當責任在身，他們就不能迴避，因此，這樣的人會把自己孤立起來，暗自擔憂，而不去做出任何實際的行

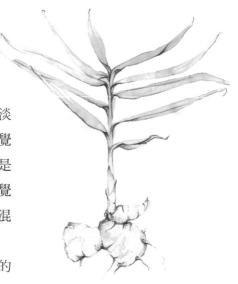

薑

「薑大概是所有辛香料裡面，最棒且悅性（sattvic，純粹且精微）最高的一種了。薑又叫做「vishwabhesaj」，意思是『宇宙之藥』。乾薑比生薑更乾，也更熱，最適合用來為水土型人（Kapha，痰液）激勵和祛痰，並且可以用來增加生命之火（Agni）。生薑更適合用來發汗，可以用來改善感冒症狀、咳嗽、嘔吐，和風型人（Vata，生命能量）的紊亂狀態。」

——維桑特·賴德博士（Dr Vasant Lad）與大衛·弗羅利（David Frawley），《藥草的瑜珈之道》（*The Yoga of Herbs*）

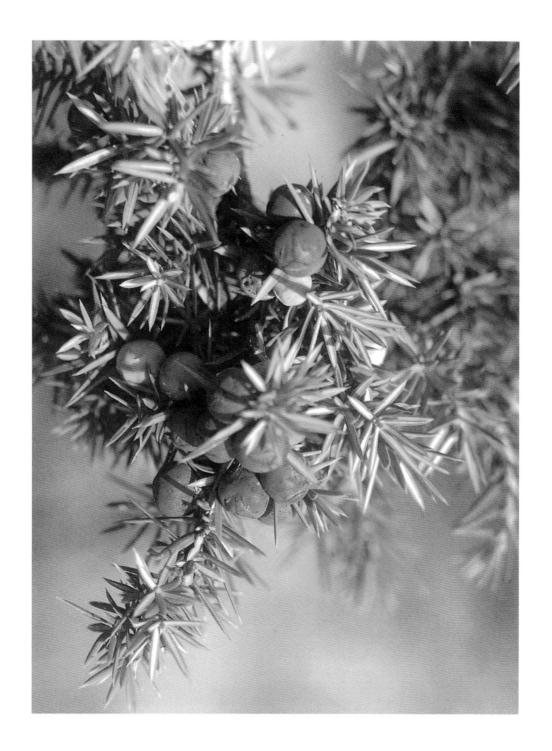

杜松漿果

杜松樹的獨特之處在於，它既堅韌又獨立，最喜歡生長在其他灌木植物避之唯恐不及的貧瘠荒地。那尖
刺般的葉子和苦澀的果實，讓這些漿果可以在樹上掛果三年之久。從杜松漿果萃取出來的精油，
能帶來堅韌與決心，適合那些獨自面對生命的人們。

動。杜松漿果精油適合用在因負能量而顯得僵硬不通、食古不化的人們，以及那些因為恐懼或失敗，就不再努力前進的人們。

絲柏精油也可以幫助我們在心理上向前邁進，因此，是金元素型憂鬱的重要用油；不過，它同樣能對意志帶來深遠的作用，因此也能適用於水元素型的憂鬱。絲柏能幫助我們接近以往被壓在意識底層的恐懼和焦慮，對於那些看似找不到憂鬱原因的人們幫助很大。

除此之外，絲柏精油還適合認為自己的憂鬱與被控制、被主導有關的人們。由於這些人的意志受挫、或被掩蓋，因此很容易就會被他人的意志壓過，最後形成一種受到壓迫的感覺。

薑精油，就像百里香一樣，能改善以淡漠為主要表現的憂鬱。除此之外，薑也和其他精油一樣，有提振心神的效果。薑能暖陽、活志，激勵鬥志、點燃行動力。它能驅散被怠惰感淹沒而造成的陰鬱，幫助我們用自信和確信的行動，去回應憂鬱的狀態。

最後一種水元素型憂鬱，是適合用天竺葵來處理的憂鬱。薑能燃起意志之火、促使我們行動，而天竺葵則幫助我們冷靜、沉澱和把持，讓我們放鬆下來，重新更新自己的資源。因此，天竺葵適合處理工作過度帶來的憂鬱，以及把自己逼到極限帶來的剝奪感。雖然快樂鼠尾草也適合用在「神經耗竭」引起的症狀，但更適用於伴隨氣滯的人們；天竺葵則適合熱性體質、陰能量不足的人們。請記得，任何一種不和諧的狀態，都可能來自不只一種元素

建議配方

（每20毫升基底油使用的精油滴數）

灰心洩氣、低落氣餒

百里香2滴、迷迭香2滴。

受人壓迫

絲柏3滴、杜松漿果2滴。

內在深處的懶散與怠惰

絲柏4滴、薑2滴。

逼到極限，以致神經耗弱

天竺葵2滴、檀香2滴、茉莉1滴。

建議參考

的失衡。

　　舉例來說，或許一個人有木元素型的情緒化和煩躁易怒，但同時也可能有火元素型那種失去生命樂趣的感受；這時，可以用洋甘菊加上茉莉一同使用。同樣地，當土元素的心情沉重、思慮擔憂，伴隨著金元素的懊悔與悲觀，就可以將乳香和歐洲赤松搭配一起使用。

穴位點療癒：腎經 —— 照海穴

照海穴在腳踝內側、踝骨正下方一橫指處。照海穴能支持身體的陰能量，安定心神、「敞開心胸」，幫助化解水元素型的焦慮和憂鬱。施作時先以一手固定腳踝，另一手大拇指在穴位點上畫圈按摩。

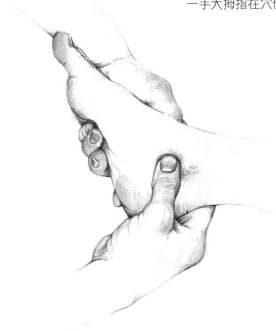

關係問題
帶來愛和友誼的精油

許多常見精油都能改善關係問題，不過在此我們討論到的精油，是其中最重要的幾種。雖然在此討論的關係，可能更著重在兩性親密與浪漫愛的部分，但這些精油也絕對適用於廣義的人際關係。

五元素中的每一個元素，都在人我關係中扮演著各自的角色，呈現的方式因人而異。不過在五元素中，有一個元素在所有關係中都具有主導性的地位，就是代表你我情緒核心的——火元素。火元素掌管心與心神，是敏銳覺知的主要來源，根源情緒是喜悅和愛。

能增強喜悅和愛的芬芳精油中，最知名的當屬茉莉。茉莉自古以來就是一種助孕藥草，是強而有力的催情劑。它特別適合用在習慣自我控制、情緒節制又壓抑的人身上。雖然從一個理想的角度來看，這類人也希望自己能自由地釋放溫暖，但實際上對他們來說太困難，因為他們的內心太脆弱，並且缺乏自信心。

依蘭精油的作用也很類似，不過它更著重在消解性焦慮。依蘭既能催情，又能帶來愉悅歡快的感受，兩種作用緊密交織，也因此，將依蘭花被撒在新婚夫妻的床上，是印尼地區的習俗之一。

廣藿香精油是另一種來自東南亞的性滋補劑。它很適合用在高壓工作、心智緊繃的人們身上。這樣的人，即便在親密時刻，也很難真正放鬆下來，因此很難全心全意投入在性慾當中。那麝香般的大地氣味，可以透過平息思緒、溫暖身體、協助親密的過程更加順利。

荳蔻也能增強親密的慾望。荳蔻就像廣藿香一樣，是土元素多於火元素的一種精油。荳蔻精油適合用在那些雖然願意「被需要」，卻很害怕「被吞沒」，害怕失去自我認同感的人們。

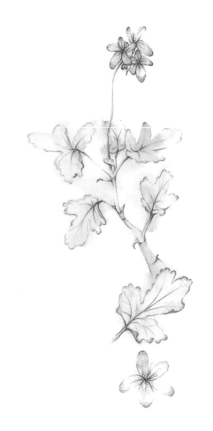

天竺葵
全球唯一有野生天竺葵的地區，是南非的好望角省。在那裡，有超過600種天竺葵茂盛地生長著。天竺葵喜歡疏鬆、排水良好的乾性土壤——就是這樣的環境，淬煉出天竺葵這最適合乾性肌膚的精油。除了滋潤肌膚之外，天竺葵精油也能讓人的敏感度恢復「潤澤」。

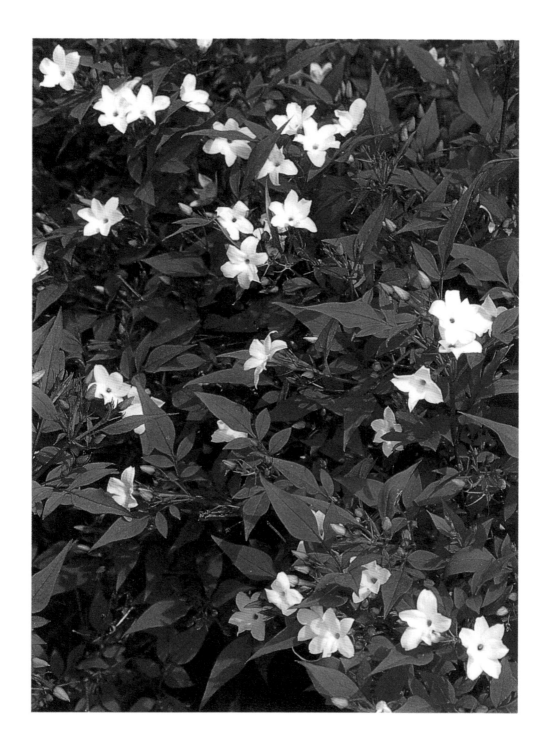

茉莉花

在中國，茉莉花是甜美可人的女性象徵。因此，用茉莉花苞妝點頭髮，是當地女性的傳統習俗。入夜之後，
茉莉花會開始綻放。夜越深香氣越濃，身體的溫暖，讓香氣更加散溢。

薑精油也是一種性滋補劑，但是它和茉莉或依蘭完全不同。甜美的花香，能幫助我們放鬆，而熱辣的薑，則是帶來活力。它能幫助那些體質寒性、虛弱，因為腎陽虛而性趣缺缺的人們振奮起來。

杜松漿果也可以暖腎，促進人的活力和確信感。雖然杜松漿果並不是一種性滋補劑，卻能幫助那些因為擔憂、陷在自己的世界裡，而切斷了和他人情感連結的人們。杜松漿果搭配甜茴香，可以幫助人們更有自信地表達。

薑和杜松能激勵體內的陽，支持外向的本質，天竺葵和檀香則強化身心的陰，增進你我的接納度。天竺葵精油適合用在那些渴望討好別人，又因為內在深處有不安全感，因此故意擺高姿態，讓別人難以對他們付出的人。

如果說像這樣和自己情緒斷聯的人，能受益於天竺葵的協助；那麼特別需要真正薰衣草的人們，會是那些在情緒上過於敏感，甚至因此變得害羞扭捏的人們。香蜂草也可以安撫敏感細膩、多愁善感的人們——尤其是那些就連用想像，都無法承受口角與衝突的人。香蜂草可以溫柔地幫助這樣的人穩穩站在自己的位置，支持那些容易受到他人控制的人。除此之外，香蜂草能釐清心神，驅散被壓迫的感覺，因此很適合用來改善懷疑與不信任的情況。它和檸檬精油一樣，能夠「打開人們的心」——不過，是帶著清晰的視野，而不是天真的輕信。

玫瑰精油能安撫不安全感帶來的痛苦，橙花則處理自我否認造成的不舒服。「橙花型」的人，習慣壓抑自己的情緒傷口，進而在外在表現上呈現出很大的衝突。舉例來說，他們可能持續投入到讓自己情緒上不滿足，或感到冷淡的性關係裡；又或者，他們是緊緊抓住那些穩定、支持，卻幾乎沒有熱情與喜悅的關係。

建議配方
（每20毫升基底油使用的精油滴數）

性壓抑
茉莉3滴、依蘭1滴、檀香1滴。

缺乏安全感、擺高姿態
天竺葵2滴、廣藿香2滴、佛手柑2滴。

脆弱、無法信任
玫瑰2滴、玫瑰草2滴、檸檬1滴。

害怕給承諾
藏茴香2滴、荳蔻2滴、玫瑰1滴。

建議參考

最後兩種對應關係問題的精油，都是和土元素有關的精油。藏茴香自古以來就是代表堅定的藥草，能幫助人們培養做出承諾的力量。藏茴香也作用於腎臟和五神之志，因此能撫慰被情緒圍困的恐懼。相對地，甜馬鬱蘭令人安心、獲得撫慰，能平撫受到剝奪的情緒感受。甜馬鬱蘭能安撫孤單的痛，用類似玫瑰的方式，幫助人們找到滋養自己的能力。

穴位點療癒：心包經 —— 大陵穴

大陵穴位在前臂內側，手腕橫紋的中心點。大陵穴能安定心氣，安神、撫神，特別適合用來改善和關係有關的情緒問題。施作時先以一手固定手腕，另一手大拇指在穴位點上畫圈按摩，其餘手指和手掌在後側提供支撐。刺激心經——神門穴也能支持大陵穴的作用。

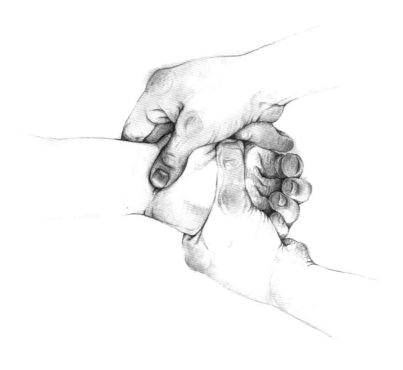

附錄：主要化學成分

Main chemical constituents

- 安息香（Benzoin）：苯甲酸松脂等酯類；安息香酸、肉桂酸等酸類。
- 佛手柑（Bergamot）：乙酸沉香酯等酯類；檸檬烯等萜烯類；沉香醇等醇類；佛手柑內酯等呋喃香豆素。
- 藏茴香（Caraway）：藏茴香酮等酮類；檸檬烯與香芹烯等萜烯類。
- 荳蔻（Cardamom）：桉油醇等氧化物類；乙酸萜品酯等酯類；沉香醇等醇類。
- 大西洋雪松（Cedarwood）：雪松烯等萜烯類；大西洋醇等醇類；大西洋酮等酮類。
- 洋甘菊（Chamomile）：羅馬洋甘菊：歐白芷異丁酯等酯類；松香芹酮等酮類。德國洋甘菊：沒藥醇氧化物等氧化物類；沒藥醇等醇類；金合歡烯、母菊天藍烴等萜烯類。
- 快樂鼠尾草（Clary Sage）：乙酸沉香酯等酯類；沉香醇、快樂鼠尾草醇等醇類；牻牛兒烯等萜烯類。
- 芫荽（Coriander）：沉香醇、百里酚等醇類；乙酸沉香酯等酯類；丁香油烴等萜烯類。
- 絲柏（Cypress）：蒎烯等萜烯類；雪松醇等醇類；乙酸萜品酯等酯類。
- 藍膠尤加利（Eucalyptus）：桉油醇等氧化物類；蒎烯等萜烯類；藍桉醇等醇類。
- 義大利永久花（Everlasting）：乙酸橙花酯等酯類；義大利酮等雙酮類。
- 甜茴香（Fennel）：茴香腦等醚類；檸檬烯等萜烯類；葑醇等醇類；葑酮等酮類。
- 乳香（Frankincense）：蒎烯、對傘花烴、檸檬烯等萜烯類；龍腦等醇類。
- 波旁天竺葵（Geranium）：香茅醇、牻牛兒醇、沉香醇等醇類；甲酸香茅酯等酯類；牻牛兒醛等醛類。
- 薑（Ginger）：薑烯、水茴香烯、薑黃烯等萜烯類；香茅醇、沉香醇等醇類。
- 葡萄柚（Grapefruit）：檸檬烯等萜烯類；諾克酮等酮類；檸檬醛等醛類；佛手酚等呋喃香豆素。
- 牛膝草（Hyssop）：松樟酮等酮類；蒎烯等萜烯類；甲基醚桃金孃酚（myrtenyl methyl ether）等醚類。
- 茉莉（Jasmine）：乙酸苄酯等醛類；植醇（phytol）、沉香醇、素馨酮和丁香酚等醇類。
- 杜松漿果（Juniper）：蒎烯、檜烯、檸檬烯和大根老鸛草烯等萜烯類；萜品醇等醇類。
- 月桂（Laurel）：桉油醇等氧化物類；蒎烯等萜烯類；沉香醇等醇類。
- 真正薰衣草（Lavender）：乙酸沉香酯、乙酸薰衣草酯等酯類；沉香醇、萜品醇等醇類。
- 檸檬（Lemon）：檸檬烯等萜烯類；牻牛兒醛等醛類；佛手酚等呋喃香豆素。

- 甜馬鬱蘭（Marjoram）：萜品醇、側柏醇、沉香醇等醇類；萜品烯等萜烯類。
- 香蜂草（Melissa）：牻牛兒醛、橙花醛、香茅醛等醛類；石竹烯、大根老鸛草烯等萜烯類。
- 沒藥（Myrrh）：欖香脂烯、古巴烯等萜烯類；甲基異丁酮等酮類。
- 橙花（Neroli）：沉香醇、萜品醇等醇類；蒎烯、檸檬烯等萜烯類；乙酸沉香酯等酯類。
- 甜橙（Orange）：檸檬烯等萜烯類；沉香醇等醇類；藏茴香酮等酮類。
- 玫瑰草（Palmarosa）：牻牛兒醇、沉香醇等醇類；乙酸牻牛兒酯等酯類；檸檬烯等萜烯類。
- 廣藿香（Patchouli）：廣藿香醇等醇類；布藜烯等萜烯類；布藜烯氧化物等氧化物類。
- 胡椒薄荷（Peppermint）：薄荷腦等醇類；薄荷酮、胡椒酮等酮類；桉油醇等氧化物類。
- 歐洲赤松（Pine）：蒎烯、檸檬烯等萜烯類；乙酸龍腦酯等酯類；龍腦等醇類。
- 大馬士革玫瑰（Rose）：香茅醇、牻牛兒醇等醇類；玫瑰蠟（stearoptene）等萜烯類。
- 迷迭香（Rosemary）：桉油醇等氧化物類；蒎烯等萜烯類；樟腦等酮類；龍腦等醇類。
- 檀香（Sandalwood）：檀香醇等醇類；檀香烯等萜烯類。
- 穗甘松（Spikenard）：廣藿香烯、古雲烯等萜烯類；馬兜鈴酮（aristolenone）等酮類；廣藿香醇等醇類。
- 茶樹（Tea Tree）：萜品醇等醇類；萜品烯等萜烯類；桉油樟等氧化物類。
- 百里香（Thyme）：百里酚、香荊芥酚等酚類；對傘花烴等萜烯類；沉香醇等醇類。
- 岩蘭草（Vetiver）：岩蘭草醇等醇類；岩蘭草酮等酮類；乙酸岩蘭草酯等酯類。
- 西洋蓍草（Yarrow）：檜烯、母菊天藍烴、大根老鸛草烯等萜烯類；龍腦等醇類；桉油醇等氧化物類；樟腦等酮類。
- 依蘭（Ylang Ylang）：沉香醇等醇類；大根老鸛草烯等萜烯類；乙酸牻牛兒酯等酯類；對甲酚甲醚等醚類。

名詞解釋

glossary

- 抗凝血（Anticoagulant）：抑制血液的凝血功能。
- 消血腫（Antihaematomic）：驅散阻滯的血塊。
- 抗神經痛（Antineuralgic）：紓解神經疼痛。
- 止汗（Antisudorific）：抑制發汗。
- 抗硬化（Antisclerotic）：預防組織硬化。
- 抗皮脂分泌（Antiseborrhoeic）：抑制皮脂生成，也就是抑制汗腺分泌的油性物質。
- 輕瀉（Aperient）：溫和助瀉。
- 收斂（Astringent）：促進活性組織收縮，尤其是黏膜。
- 安撫平復（Balsamic）：安撫；如香膏般促進修復、幫助症狀減輕。
- 鎮定（Calmative）：放鬆。
- 滋補心血管（Cardiotonic）：強化心臟。
- 祛風（消脹氣）（Carminative）：消除胃腸脹氣。
- 利腦（Cephalic）：對頭部與腦部有益。
- 促進膽汁流動（Cholagogue）：促進膽汁流動、激勵膽。
- 促進膽汁分泌（Choleretic）：促進肝分泌膽汁。
- 淨化排毒（Depurative）：消除血液雜質；排毒。
- 促進排汗（Diaphoretic）：促進汗水排出。
- 利尿（Diuretic）：增加尿液量。
- 經痛（Dysmenorrhoea）：經期疼痛。
- 通經（Emmenagogue）：幫助經期順利。
- 潤膚（Emollient）：安撫、使肌膚順滑。
- 上腹部（Epigastrium）：胃部區域。
- 祛痰（Expectorant）：促進痰液排出。
- 退熱（Febrifuge）：降低發燒熱度。
- 抗感染（Hermidical）：對抗感染。
- 止血（Haemostatic）：停止流血。
- 激勵肝臟（Hepatic）：和肝有關、對肝有益。
- 提高血壓（Hypertensive）：改善低血壓的情況。

- 降低血壓（Hypotensive）：改善高血壓的情況。
- 缺血（Ischaemic）：血液供應不足。
- 催乳（Lactogenic）：促進乳汁分泌。
- 白帶（Leucorrhoea）：陰道分泌物。
- 幫助分解脂肪（Lipolytic）：分解脂肪。
- 化結石（Litholytic）：分解結石。
- 經血過多（Menorrhagia）：經期血流過量。
- 滋補神經（Neurotonic）：強化神經系統。
- 明目（Ophthalmic）：和眼睛有關、對眼睛有益。
- 耳炎（Otitis）：耳朵發炎。
- 助產（Parturient）：幫助生產過程。
- 腸胃蠕動（Peristalsis）：一種發生在消化道的非自主肌肉波狀蠕動。
- 滋補靜脈（Phlebotonic）：強化靜脈。
- 光敏性（Phototoxicity）：具有光敏性的物質，會增加皮膚對陽光和紫外線的敏感性，甚至到造成毒性的程度。
- 疏通前列腺（Prostatic）：和前列腺有關。
- 促進局部血液循環（Rubefacient）：透過增加局部血液循環，幫助皮膚發紅。
- 刺激唾液分泌（Sialogogue）：促進唾液分泌。
- 健胃（Stomachic）：促進胃部功能。
- 促進發汗（Sudorific）：幫助出汗。
- 心搏過速（Tachycardia）：心跳異常地快。
- 體質（Terrain）：個人潛在的能量狀況。
- 滋補（Tonic）：強化。
- 軟膏（Unguent）：油膏。
- 滋補子宮（Uterine）：和子宮有關、對子宮有益。
- 血管收縮（Vasoconstrictor）：使血管變窄。
- 血管舒張（Vasodilator）：使血管擴張。
- 驅蟯蟲（Vermifuge）：驅除腸道寄生蟲。
- 幫助外傷復原（Vulnerary）：促進傷口修復。

作者致謝

Author's acknowledgment

在此，我深深感謝我的朋友——卡羅·迪鮑里為本書帶來了洞見和靈感。此外，還要感謝傳統藥草和芳香療法協會的資深按摩教師茹絲·史密斯以及她的助理亞利克·布魯克，為本書按摩示範的章節帶來了無價的幫助。我還要謝謝楊·庫斯米瑞克對精油的看法，以及安·尼勒幫助我準備本書第一部分的資料。此外，我也感謝我的作家經紀人蘇珊·米爾斯對工作的勤奮與熱忱；以及本書編輯喬安娜·高弗瑞·伍德耐心地提出意見，並熱情地提供評論。最後，我想謝謝卡蘿－安·亨尼本賜與保饋的意見，並且協助我調查各個芳香植物的植物學資料。

Photographic credits

The Garden Picture Library p.137, p.149, p.153, p.169,(John Glover); p.141(Mayer/ Le Scanff); p.157(Laslo Puskas); p.161(Linda Burgess); p.173(Gary Rogers); p.185(Clive Boursnell); Images p.51, p.177; Gabriel Mojay p.145; Science Photo Liberay p.132(George Bernard); Harry Smith p.181.

Illustration credits

Illustrations on these pages first appeared in Symbols, Signs and Signets by Ernst Lehner and are reproduced here with kind permission of Constable and Co. Ltd: pp. 12, 14, 53, 57, 59, 61, 63, 65, 67, 69, 73, 75, 77, 79, 81, 83, 85, 87, 89, 91, 93, 95, 97, 99, 101, 103, 105, 111, 113, 115, 117, 119, 121, 125, 127, 129. Those on pp.55, 71, 123 first appeared in The Encyclopedia of Signs and Symbols by John Laing and David Wire and are reproduced here with the kind permission of Studio Editions. Those on pp. 107, 109, 131 first appeared in Sexual Secrets by Nik Douglas and Penny Slinger and are reproduced here with the kind permission of Destiny Books. The illustration on p. 49 first appeared in The Book of Signs by Rudolf Koch and is reproduced here with the kind permission of Dover Publications.

延伸閱讀
Further Reading

L'Aromatherapie Exactement, Franchomme, P. & Penoel, D., Roger Jollois, 1990

Aromatherapy and the Mind, Lawless, J., Thorsons, 1994

Aromatherapy for Health Professionals, Price, S. & Price, L., Churchill Livingstone, 1995

Between Heaven and Earth, A Guide to Chinese Medicine, Beinfield, H. & Korngold, E., Ballantine Books, 1991

Encyclopedia of Common Natural Ingredients Leung, A. & Foster, S., John Wiley & Sons, Inc, 1996

The Energetics of Western Herbs, Vols. I & II, Holmes, P., Artemis Press, 1989

Essential Oil Safety Tisserand, R. & Balacs, T., Churchill Livingstone, 1995

The Master Book of Herbalism, Beyerl, P., Phoenix Publishing Inc., 1984

Perfume and Flavour Ingredients of Natural Origin Arctander, S., Allured Publishing Corporation, 1994

Shiatsu, The Complete Guide Jarmey, C. & Mojay, G., Thorsons, 1991

國家圖書館出版品預行編目 (CIP) 資料

療癒心靈的芳香療法（經典重譯版）：IFPA 創辦人 Gabriel
Mojay 解讀你情緒的根源，用精油清除內心的負能量 / 蓋布
利爾．莫傑 (Gabriel Mojay) 著；鄭百雅譯 . -- 初版 . -- 新北市
：大樹林，2020.07
　　面；　　公分 . -- (自然生活；40)
譯自：Aromatherapy for healing the spirit : a guide to restoring
emotional and mental balance through essential oils
ISBN 978-986-6005-99-2(平裝)
1. 芳香療法 2. 香精油
418.995　　　　　　　　　　　　　　　　109007078

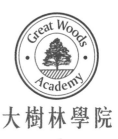

大樹林學院

www.gwclass.com

最新課程 New!
公布於以下官方網站

Natural Life 自然生活 40

療癒心靈的芳香療法（經典重譯版）
IFPA 創辦人 Gabriel Mojay 解讀你情緒的根源，用精油清除內心的負能量

作　　者／蓋布利爾‧莫傑（Gabriel Mojay）
譯　　者／鄭百雅
總 編 輯／彭文富
執行編輯／黃懿慧
內文排版／ April (apriloxo.com)
封面設計／葉馥儀
校　　對／邱月亭

大树林学苑—微信

商品課程諮詢

出 版 者／大樹林出版社
營業地址／ 23357 新北市中和區中山路 2 段 530 號 6 樓之 1
通訊地址／ 23586 新北市中和區中正路 872 號 6 樓之 2
　　　　　　電話／ (02) 2222-7270　　傳真／ (02) 2222-1270
E- mail 　／ notime.chung@msa.hinet.net
官　　網／ www.gwclass.com
Facebook ／ www.facebook.com/bigtreebook

大樹林學院 — LINE

發 行 人／彭文富
劃撥帳號／ 18746459　　戶名／大樹林出版社
總 經 銷／知遠文化事業有限公司
地　　址／新北市深坑區北深路 3 段 155 巷 25 號 5 樓
　　　　　　電話／ 02-2664-8800　　傳真／ 02-2664-8801
本版印刷／ 2022 年 06 月

定價：420 元／港幣：140 元　　ISBN 978-986-6005-99-2　　版權所有，翻印必究

◎本書如有缺頁、破損、裝訂錯誤，請寄回本公司更換　　Printed in Taiwan

回函抽獎

請掃描左側 Qrcode，並填妥線上回函完整資料，即有機會抽中「歡樂橙光能量防護噴霧（50ml）」乙瓶

★中獎名額：共3名。

★活動日期：即日起～2020年10月05日。

★公布日期：2020年10月06日會以EMAIL通知中獎者。

※中獎者需於7日內用EMAIL回覆您的購書憑證照片（訂單截圖或發票）方能獲得獎品。若超過時間，視同放棄。

※一人可抽獎一次。本活動限台灣本島及澎湖、金門、馬祖。

※公關書或作者、活動贈書，不具抽獎資格。

★追蹤大樹林出版社臉書，獲得優惠訊息及最新書訊。

贈品資訊：歡樂橙光能量防護噴霧 (50ml)
歡樂橙光帶來純粹的快樂，讓你開心喜悅，綻放光芒，拾回童真的歡樂，盡情去遊戲吧！

全成分

複方精油（有機甜橙、有機佛手柑、特級野生依蘭、有機錫蘭肉桂皮）、有機大花茉莉原精*、有機玫瑰原精、百日菊花精母酊液、太陽石母酊、食用級甘蔗酒精、純水。

安全指南

✗　兩歲以下幼兒、孕哺婦女、精油過敏者、寵物

✗ 直噴肌膚

✗ 內服

請存放於幼兒與寵物不可觸及之陰涼處、避免日照。

使用方式

【用於個人氣場】

感覺需要時，隨時隨地，在頭部與兩肩上各噴灑一下，讓香氛能量粒子緩緩落下，沁入您的氣場中。如果需要加強，身體前方和後方可各再噴一下。

【用於空間】

依空間大小，適量噴灑在空氣中。請勿過量。

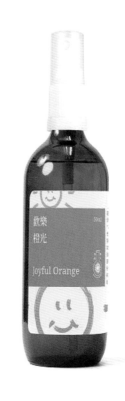

出版社服務

如果你需要本公司的服務，歡迎使用以下方式

【作者投稿】

主題：健康書、心理書、芳療書、命理書等非文學類書籍

標題：【投稿—大樹林出版社】作者／暫定書名

請將書籍目錄、部分或全部書稿、作者簡介、出版優勢等資料準備齊全，以
Email 寄至信箱：notime.chung@msa.hinet.net

※十個工作日內，會回覆您審核結果。

※自費出版者，請寄全稿，並於信中註明「單色／全彩，純文字／是否需配圖，
　需要印刷本數，預算」，將為您規劃報價。

【媒體合作】

請洽編輯部，來信請標註合作的書名，會由責任編輯為您服務。

以 Email 寄至信箱：service@guidebook.com.tw

【廠商合作】&【團購優惠】(30 本以上)

請洽業務部承辦人：邱小姐

信箱：educationbook.ting@gmail.com

電話：02-2222-7270#12

【芳療個案諮詢】

請洽大樹林學院：加入以下大樹林的帳號，以便購買商品&諮詢

大树林学苑—微信　　　　大樹林學院 — LINE

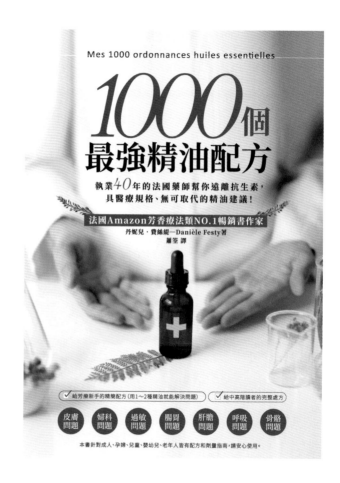

中醫芳療診察室
解析專治呼吸道疾病的所有精油

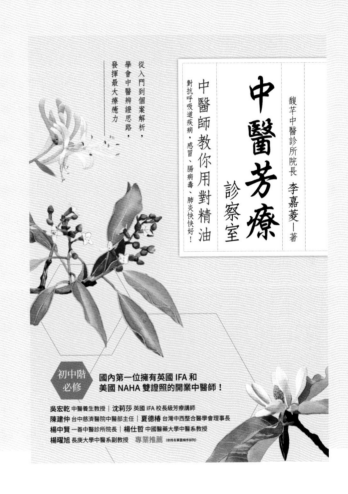

中醫師教你用對精油，感冒、腸病毒、肺炎快快好！

從入門到個案解析，學會中醫辨證思路

收錄20頁【2019新型冠狀病毒防疫對策】

作者為國內第一位擁有英國 IFA／美國NAHA 雙證照開業中醫師

精油調香實驗室
自製室內薰香、香水、精油鍊香氣

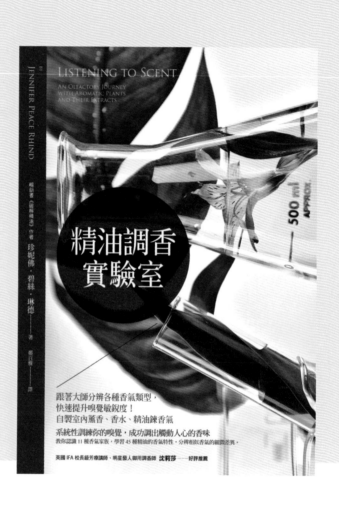

跟著精油調香之神一起做香氣實驗！

教你認識11種香氣家族，

學習45種精油的香氣特性，分辨相似香氣的細微差異。

系統性訓練你的嗅覺，成功調出觸動人心的香味。